医者的人文情怀

——护理的感想、感悟、感知

张蕾 主编

上海交通大學出版社
SHANGHAI JIAO TONG UNIVERSITY PRESS

内容提要

本书从叙事护理的视角，汇集了60余个由肿瘤专科医院、社区卫生服务中心的肿瘤专科护理人员记录的临床真实案例，记录了患者、家属及医护人员们所经历的真实故事，为肿瘤诊断、治疗、康复及临终各期发生的真实案例。同时，编者邀请了临床肿瘤各专科的资深专家、护理专家、心理医生及社工等，从各自的专业视角对案例进行剖析与反思。

本书的读者包含肿瘤患者、家属及社会大众，也包含肿瘤专业的临床医护工作者。患者及家属阅读后会感同身受，从而更加关注特殊群体的需求，加深对医护工作的理解与支持；医护人员阅读后，会引发对自身工作的反思，提升职业责任感和人文意识。

图书在版编目(CIP)数据

医者的人文情怀：护理的感想、感悟、感知 / 张蕾主编. — 上海 ：上海交通大学出版社，2022.10
ISBN 978-7-313-27032-0

Ⅰ.①医… Ⅱ.①张… Ⅲ.①护理学-病案 Ⅳ.①R47

中国版本图书馆CIP数据核字(2022)第118652号

医者的人文情怀——护理的感想、感悟、感知
YIZHE DE RENWEN QINGHUAI—HULI DE GANXIANG GANWU GANZHI

主　　编：张　蕾
出版发行：上海交通大学出版社　　地　　址：上海市番禺路951号
邮政编码：200030　　电　　话：021-64071208
印　　刷：上海新艺印刷有限公司　　经　　销：全国新华书店
开　　本：710mm×1000mm　1/16　　印　　张：15.75
字　　数：278千字
版　　次：2022年10月第1版　　印　　次：2022年10月第1次印刷
书　　号：ISBN 978-7-313-27032-0
定　　价：68.00元

编　委　会

主　　编　张　蕾（复旦大学附属肿瘤医院闵行分院）

专业指导　杨青敏（复旦大学附属上海市第五人民医院）

主　　审　冯　亮（复旦大学附属肿瘤医院闵行分院）
朱淑贤（复旦大学附属肿瘤医院闵行分院）

副 主 编　余　群（上海市健康促进中心）
火少晔（复旦大学附属上海市第五人民医院）
贺宇红（徐汇区枫林街道社区卫生服务中心）
曹均艳（复旦大学附属上海市第五人民医院）

编　　委　李英华（复旦大学附属上海市第五人民医院）
韩　毓（复旦大学附属肿瘤医院闵行分院）
成少华（复旦大学附属肿瘤医院闵行分院）
王慧宏（复旦大学附属肿瘤医院闵行分院）
陶慧东（复旦大学附属肿瘤医院闵行分院）
陈玉华（复旦大学附属肿瘤医院闵行分院）
李　敏（复旦大学附属肿瘤医院闵行分院）
王光鹏（中南大学湘雅护理学院）
龚　晨（复旦大学附属中山医院）
莫晓晨（复旦大学附属肿瘤医院闵行分院）
杜平丽（复旦大学附属肿瘤医院闵行分院）
王剑晨（复旦大学附属肿瘤医院闵行分院）
蒋慧萍（复旦大学附属肿瘤医院闵行分院）
段晓晓（复旦大学附属肿瘤医院闵行分院）
李孙美（复旦大学附属肿瘤医院闵行分院）
张庆银（复旦大学附属肿瘤医院闵行分院）
唐依娜（复旦大学附属肿瘤医院闵行分院）

施　岚（徐汇区枫林街道社区卫生服务中心）
赵　洁（徐汇区枫林街道社区卫生服务中心）
张琦慧（徐汇区枫林街道社区卫生服务中心）
黄岑岑（徐汇区枫林街道社区卫生服务中心）
常辰辰（徐汇区枫林街道社区卫生服务中心）
焦　丽（徐汇区枫林街道社区卫生服务中心）
刘　忻（徐汇区枫林街道社区卫生服务中心）
施艳洪（徐汇区枫林街道社区卫生服务中心

序一 | *Foreword 1*

叙事护理的魔力所在

医学不仅是智力上的科学,而且是人类学意义上的文化。医学,更是一种回应他人痛苦的能力。对医护来说,疾病是狭窄的生物学词汇,而患者更强调主观感受。医患之间、护患之间,由此产生的不同的判断和诉求,往往会把分歧导向不可预知的领域。

而作为叙事医学的来源之一的疾病叙事,在过去和现在都提示我们:每个患者都有权利建构自己的叙事,并对此深信不疑;只有通过叙事,医生和护士才能在某种程度上理解患者的经历,医疗照护才能在谦卑、信任和尊重中进行,患者才能在与失去健康做斗争的过程中找到疾病和死亡的意义。

遍览疾病叙事,人性中的爱与怕、命运里的抗争与和解,是永恒的两大主题——平行病历、护理叙事,又何尝不是如此?

特别欣喜地看到,复旦大学附属肿瘤医院闵行院区护理团队,成建制地自觉践行叙事护理,并取得了丰硕成果。展读眼前的众多个案,常常就被藏在细节里的共情与反思深深打动。尤其是护理教学叙事部分,为同道所展示的从教学、教学应用意义、临床查房到案例的完整呈现,先不论对于全书水准的提升功莫大焉,至少完美阐述了这个团队如此全面、全身心投入叙事护理的不竭动力来源。

天地不仁,以万物为刍狗。离开叙事,人生会失去意义。特里·伊格尔顿说过,人生的意义存在于迄今为止人类所有的叙事之中。复旦大学附属肿瘤医院闵行院区护理团队较为纯熟地应用叙事护理干预技术,化解和解构了形形色色的痛苦、压力和纠结感,并落实到字里行间,可称叙述实践。本书付梓之日,为广大同行带去实实在在的案例、技术和体系分享,可称展示实践。我所期待的是,作品存在的第三种性质的实践形态——心理实践。这个团队能够给我们带来不一样的临床反哺，或者也可以说，用什么形态来呈现叙事三要素之一的归属。

写作不是目的，循环往复的归属才是。谨以此文，向疫情期间仍然不忘医学初心的复旦大学附属肿瘤医院闵行院区护理团队表达由衷的敬意。

邵卫东
人民卫生出版社《叙事医学》杂志出版人
北京对外交流协会副会长
2022 年 5 月 16 日

序二 | *Foreword 2*

点亮心灵花园的那束光

在经历长时间疫情的至暗时刻，读到一篇篇让人耳目一新的文字，温暖而生动，有泪有笑，很是亲切。读完后有一种感觉：像是被早春清新的花香吸引，曲径通幽，发现一个郁郁葱葱的心灵花园。

关系中的互动，是叙事医学实践的一个标志，也是关系伦理的体现。我很欣喜地看到复旦大学附属肿瘤医院闵行分院开展了叙事护理临床的探索和教学，为培养新型临床思维模式先行先试，走出了可喜的一步。也看到“叙事护理查房”在管理机制上的拓展创新，以“倾听式”查房多元视角，优化了既往的“程序式”，营造了良好的培育氛围。随着平行互动的模式的逐渐完善，临床一线人员更真切地体验到：在临床护理中，我们给予的不仅是技术，还有关爱、尊重患者等护理内涵。

叙事医学，是一种态度，也就是在尊重的前提下，与患者平等互动。叙事在护理中，倡导关注病中的“人”，去了解对方正在经受怎样的痛苦和煎熬，如何以同理心打通医患沟通中的各种阻隔，去看到患者症状背后的渴望；当看到患者处在无助的时候，如何伸出援手，以人文关怀和自己的肩膀传递一份温暖的力量；在倾听时，如何去发现患者的内外资源，寻找到新的希望或向正向转变的可能；叙事也为科普拓展了空间，通过对患者量身定制的针对性表达，以及“您自己就是止痛大军的指挥官”这样的鼓励，催生为患者赋能的效应；随着叙事能力的提升，临床优质护理内涵正在共同决策中得到更丰富的体现。在徐汇区枫林街道社区卫生中心担任舒缓疗护的护士，借助叙事方法，以亲笔书信引导家属软着陆，完成了患者尊严离世的最后心愿，又将服务延伸至哀伤辅导，陪伴家属走出情感低谷。书中，有一位护士的感悟道出了叙事医学带来的一种新变化，她说：“以前，我看到的只有一个个悲惨的主线故事。学习了叙事医学后，发现每一个问题的背后都是有故事的，而每一

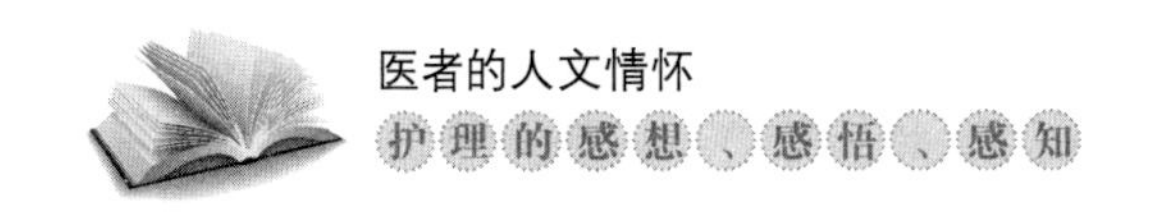

个故事都是有可能被改写的。只要我们带着谦卑、好奇、尊重的叙事态度去发现故事中的例外事件，通过外化、解构、改写、撼动自我认同来完成生命的重塑，那故事的结局便会是另外一番风景。”

书写平行病历(叙事故事)，是叙事医学的特点之一。透过一个个具有不确定性的、大大小小的“事件”和细节，一位位穿梭在被命运投入“黑暗”人群中的护士，转身为心怀大爱的“故事主人公”，心有千千结，娓娓道来，丝丝入扣。不难发现，书中几乎所有的故事，都是第一人称的回顾、回味或反思。每个故事基本都有两条线在交叉进行，一条是患者的命运线，另一条是主人公自己的行为与心路历程。每一个故事，都写得非常用心。有的通过“双重倾听”，走进患者世界，“关注”患者症状背后的疾苦，以“共情”解读他(她)们对生命和希望的渴望；有的在建立信任后，以反馈表达“再现”对患者脆弱之处的看见和懂得并欣喜地寻找到了对策；有的在治疗和语言并重的相伴相随中，点亮对方身上一个又一个优势“小火花”，持续助力，联手患者和家属，一起搭建信心、重建“脚手架”，激活亲情、友情、爱情中的支持力量。所有故事的共同之处，都是以“我们一直都在”的且行且相随，陪伴一群心向光明的人们穿越苦难，一起循着“生命之光”“希望之光”“爱之光”的指引，去进行各种积极尝试，赢得力量，赢得尊重，走在找到意义“归属”和价值体现的路上。

隐喻的魅力，能借助简单小故事，导出“大”道理，是叙事表达中一种文学与哲学水平的能力体现。书中有位护士对消沉的“老兵”患者说：“化疗就跟打仗一样，多吃多睡就是存子弹，一定要好好配合，这样才可以积蓄能量，和敌人做斗争！”……字里行间，笔者得到对方接纳的欣慰力透纸背，让人立刻能想象出生动、和谐的场景画面。这也证明：一个强有力的隐喻，往往能在一个实实在在的体验层面引发内心共鸣，唤醒价值取向，继而转化为生命的能力。另一位护士也用隐喻形象地表述了学习叙事医学的心得：像“第二只耳朵”……我们要张开自己的“雷达”，不光写问出的东西，还要倾听患者的“言外之意”。的确，不期而遇的病痛往往把患者的生命分割得支离破碎，使他们陷入孤立与痛苦的泥潭。如何读懂？如何赋能？这里既有挑战，也有展示能力的上升空间。恰如其分的隐喻，能让我们帮助患者将问题暂时“外化”，跳出庐山看庐山，换一个新视角或新方法去拓展觉察，发展感知，找到生命的转机。

有尝到甜头的小伙伴说，叙事医学，是送给我们医护人员的一个礼物。因为作为职业群体中的一员，我们自身的努力也需要被看见，也需要被表达出来。正如一位同仁所喜欢的这样一段话："这个世界上所有人都像是树上的叶子，我们每个人都是由绿叶变成黄叶而坠落，患者是被一场大风吹下来的绿叶。而我们医务人员是拖住他们绿叶的手……"实际上，这里说的"拖"与所蕴含的"托"是相互的，也是每个人都需要的。每位护士自己也时时需要"调谐"各种关系（与社会、与患者、与同行、与家人、与自己）。一分耕耘，一分收获。为患者服务的护理工作很辛苦，也有很多酸甜苦辣，但也一定会有被对方的肯定和关心暖到的时候。像"向日葵"那样达观的患者热爱生命及与病魔抗争的精神令人仰视，他（她）们身上的"闪光点"熠熠生辉，也会在不经意中触动到倾听者自己最柔软的部分……每当各种爱心付出和智慧"小成功"获得意外赞许时，她（他）们会发现，价值体现的快乐，就是化解职业倦怠的一味药……本书中的数十个叙事故事，汇成了一束生命之光，贯穿于护士姐妹们的理性情感与患者们对抗的疼痛、脆弱、消沉、绝望、弥留及哀伤等时时刻刻。这束光，温暖着患者，也温暖着肩负责任的我们。由此，我们也可以相信，南丁格尔点亮的那盏"灯"，穿越时空，依然光亮如初，照亮前程。

叙事医学认为，医疗本质是人际交往行为。叙事医学中的时间性、独特性、因果（偶然）性、主体间性及伦理性体现了叙事医学的核心价值。第一步的成功探索，相信一定会为美好的未来奠定坚实的基础。

陈德芝

上海市医学伦理学会叙事医学专委会

2022 年 5 月 20 日

序三 | *Foreword 3*

帮助患者体验生命的高贵和尊严

2021年，我有幸在闵行区肿瘤医院护士们的叙事护理中，听到了一个个肿瘤患者的临床生命故事。

疾病和死亡，是每个人都不可避免的生命体验。有的人能够把它看作一次体验，理解这其实是身体在告诉我们：你需要改变；而更为普遍的情况是，患者一边治疗，一边是无尽的担忧、强烈的恐惧和愤怒的抱怨，而这对于治疗和康复无疑是不利的。

每一个住在这里的患者，他们的治疗过程都是异常艰辛和痛苦的。此时，他们的情感和意志也都比健康时脆弱得多。护士们要做的不仅仅是精湛和专业化的专科护理，还包括对患者的心理护理。在与护士们的工作过程中，我们一起讨论和研究患者的心理特征，除了身体的病痛，他们心里的痛和需要是什么，怎么更深地理解不同患者的痛苦以及由此引发的情绪和行为，进而更好地帮助他们减轻痛苦。

有时候护士们会因为护理的患者最终不治离开而悲痛万分；有时候因为患者被理解和接纳后对护士们投以家人般的情感而温暖感动；然而，更多的时候，护士们会因为对患者的理解更为深刻而哀伤流泪……这种哀伤不仅仅是一种容受、容纳，它也贯穿着作为护理工作者生命前行的每一个阶段：每多一点对患者的理解，也就意味着向那些日常的、熟悉的及条件反射般的部分告别，重新开始新的探索之旅，体验那些在护士与患者之间的情感功能。而在某个时候，哀伤便会倒转过来，成为一种联盟和力量，患者也将能尝试去理解自己的感受，召回那些未曾体验的、太难以容受的生命部分，重新去理解自己的身体，去体验生命的高贵和尊严。

我也无数次被护士们的叙事而打动，也许她们没有想过要做多么宏伟的事，她们只是用心去做她们能做的事。无论如何，她们在患者于这个世界上也许是最艰

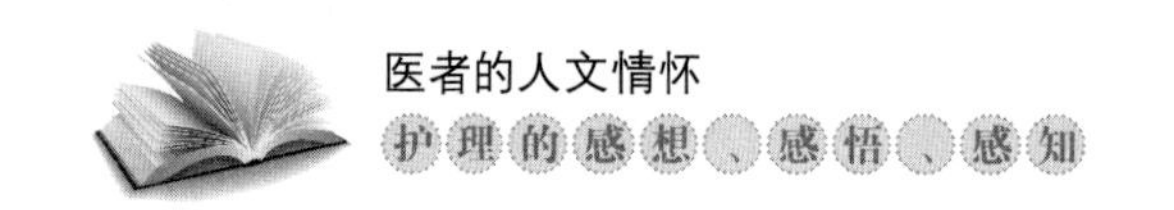

难、最无助的时候，努力过、陪伴过、抚慰过。她们懂得那些伤害患者的疾病、疼痛和死亡有多难熬，她们不会用虚假的安慰给患者带去不切实际的希望，她们能分辨护理过程中要的是自己的心安理得，还是患者的安全舒适。她们用持续的学习和行动诠释了作为护士的使命，也让我真切感受到了医学的温度。

陈 娟

国家二级心理咨询师

2022 年 5 月 16 日

主编寄语

献给第111个国际护士节的礼物——以叙事讲述人文护理

赶在5月12日国际护士节之前，终于把这本书的故事整理完毕。想用此书册，来庆祝2022年的这个特殊的护士节。因为这个护士节，有着更特殊的意义，在疫情下的肿瘤患者护理工作，面对更多的护理困境。因此，本书中增加了疫情下的肿瘤护理篇章，描述了特殊情景下的肿瘤护理内容及护理注意事项。

叙事护理是受到广泛关注的现代心理治疗方式，是将心理学中的叙事治疗理念和方法融合到临床护理中，强调的不仅仅是技术，而是态度，是尊重，是陪伴，是倾听。它摆脱了传统上将人看作问题的治疗观念，透过"故事叙说""问题外化""由薄到厚"等方法，使人变得更自主、更有动力。人性、人文、仁爱……怀着至亲至爱的情怀，开启与患者不是亲人、胜似亲人的沟通模式。

在肿瘤患者诊疗的过程中，护士是肿瘤患者及其家属心路历程的全程见证者，她们见证了肿瘤患者的否认、愤怒、沮丧、失落及坚强，她们见证了肿瘤患者家属的妥协、无奈和耐心陪伴。每一天，她们都会碰到手术或化疗成功的喜极而泣，也会碰到肿瘤晚期患者离去时家人痛彻心扉的悲伤，还会碰到患者没有家人在身边时的孤独无助。在此背景下，从事肿瘤护理的护士们从护理人员的角度搜集了肿瘤患者发生在病房、手术室、社区医院以及方舱里面的一系列真实故事，试图以叙事护理故事的形式呈现给读者。故事内容除具有可读性之外，还穿插入肿瘤的防治、护理及诊疗常识，具有一定的科学性。此书不仅仅能肿瘤领域的医护人员对肿瘤患者的诊疗有更多人文方面的改进，而且会给肿瘤患者及家属更多的启发，让肿瘤患者及家属之间有更好的情感沟通与交流。

为提升护理人员的综合素质、引导争做符合时代要求的护理人员，提高护理人员的服务能力和心理咨询的基础，增强开展叙事护理的影响力，推进优质化护理服务，创造人文关怀氛围，做有温度的护理人，自2016年开始，在复旦大学附属上海市第五人民医院护理研究生教育基地、复旦大学附属肿瘤医院闵行分院护理部以及徐汇区枫林街道社区卫生服务中心护理部的共同努力下，我们在临床护理、护理教学、护理科普等领域开展叙事护理工作，积累了丰富的实践经验，在此与广大读者分享。

主编 张 蕾

复旦大学附属肿瘤医院闵行分院 护理部主任

2022年5月12日

社区安宁疗护 诠释叙事真理

伴随着中国步入老龄化社会，癌症的发病率也在逐年增高。临终患者除了躯体上承受着疾病和治疗带来的痛苦，心理上更是充满了对生命的渴望和面对死亡的恐惧。家属和医护人员在患者生命的最后一程，让他们没有遗憾，有尊严、安详地离去，或许不亚于“尽全力”的抢救和治疗。生老病死是自然界不可抗拒的客观规律，如何让临终患者有尊严地离世越来越受到人们的关注。叙事护理可以帮助医护人员在与临终患者沟通时，尊重患者并且理解患者的痛苦，使他们更好地度过最后的时光。

在长期的社区卫生工作中，护士作为安宁疗护服务的主力成员，以耐心、爱心与细心诠释叙事真理，他们用纸笔记录下叙事故事，倾听其苦闷、忧惧、期待以及心愿。一个个真实的案例跃然纸上，描绘出患者、家属以及工作人员的处境，再现他们的经历，帮助他人更好地理解叙事护理，从而使更多的医护人员加入这个行列，为更多的临终患者服务。

徐汇区枫林街道社区卫生服务中心是全国百强社区卫生服务中心、上海市优秀示范社区卫生服务中心。自2015年起，该中心组建专业的临终关怀团队，积极开展临终关怀服务。通过多年叙事服务，帮助临终患者增强身、心、社、灵的支持力量，提供给家属专业的心理关怀以及情绪辅导，给予每个家庭全面持续的服务。

副主编 贺宇红

徐汇区枫林街道社区卫生服务中心 护理部顾问

2022年5月1日

目录 | *Contents*

上篇　感想·感悟·感知

第一章　来自闵行区肿瘤医院临床生命的故事

第一章 来自闵行区肿瘤医院临床生命的故事

第二章 来自徐汇区枫林街道社区的故事

第二章 来自徐汇区枫林街道社区的故事

第三章 来自莘天舱内『大白』的故事

下篇　护理教学叙事

第四章　复旦大学附属第五人民医院护理教学理论框架

第五章　复旦大学附属第五人民医院护理教学实践

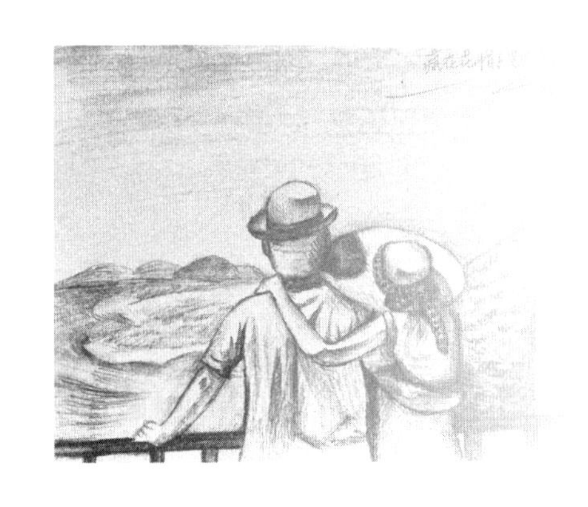

上篇

感想 · 感悟 · 感知

第一章
来自闵行区肿瘤医院临床生命的故事

1. 赠人玫瑰，手留余香，爱是会在世间生根发芽的

莫晓晨[①]

故事主人公：放疗科护士长，19 岁鼻咽癌患者

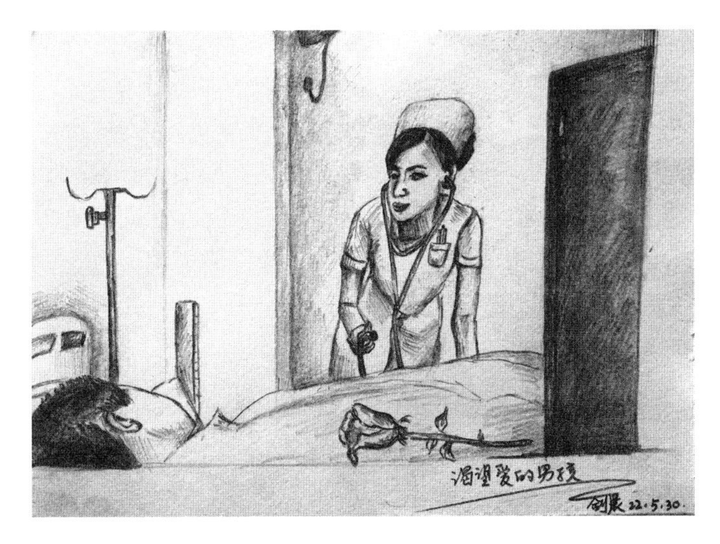

见惯了中老年肿瘤患者，虽然也会感到遗憾与同情，但我从来没有这么为一个肿瘤患者心生怜惜。或许因为这个 19 岁的孩子跟我自己的孩子年龄相近；也或许

① 本科，毕业于复旦大学护理学院，2005 年加入闵行区肿瘤医院放疗科，目前担任放疗科护士长。专科特长：肿瘤放化疗护理、放疗患者康复管理。

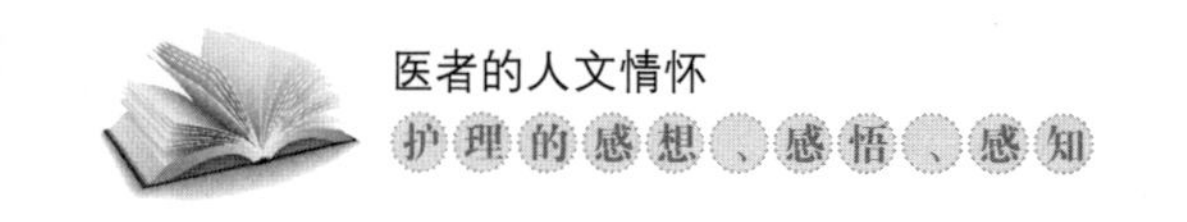

是他的生活际遇让我从心里感到心疼，所以对他的照护特别耐心。为了走进他的内心世界，我还特地翻阅了很多关于青少年心理的书，以期许能走进这个孩子的心里，让他对生命燃起希望；也希望让他感受到世间的美好与生命的可贵。

最近，病房来了一名19岁的男孩，鼻咽癌患者。除了入院时父亲陪着他一起办理手续外，之后再也没有见过他父亲，只是偶尔听说续费或者需要签字时来过几次。

男孩一个人接受着各种各样的治疗，吃饭也是点外卖应付着，没有定制特别的肿瘤患者营养餐。他每晚打游戏到深更半夜。每个晨间交班，我都喊不醒他。癌症患者接受治疗本身免疫力就会下降、容易发生各种疾病。我知道生物钟的破坏非常不利于肿瘤疾病的治疗与恢复，也知道对于这个年龄逆反心理的孩子，如果直接命令，配合度就会很差。于是趁着晚间查房，我帮他整理了床单，递给他一盒西瓜霜润喉糖，尝试与他沟通："孩子，放疗的过程中很难过吧？是不是因为身体不适，夜间想用打游戏来转移注意力？润喉糖可能会让你缓解放疗后喉咙干痒的症状，你要不要试一下，你今晚准备几点睡觉？"男孩顾虑地回答："十一点，嗯，十二点左右吧，平常习惯了这个点睡。"其实我内心有点想像教训儿子一样教训他，但很快按压了自己的情绪，轻声细语征求他意见："这两天要化疗，身体跟打仗一样，需要好好休息才能更好地跟敌人斗争，九点睡可以吗？"他往嘴巴里塞了一颗润喉片，"好，这润喉糖真甜，谢谢阿姨。"

第二天晨间交班，发现男孩已经起来了，精神也明显好了些，听夜班护士说，他昨晚早早就睡下了。其实，并非这个年龄段的孩子不听话，而是要把话讲进孩子的心里，让他知道你在关心他，并且以平等的身份在跟他交流，而不是命令他。

进一步了解这个男孩，是在之后的某一天查房时听家属说，有个男孩因外出和保安发生了冲突，我脑海中第一反应就是可能是这个男孩。第一时间赶到现场，验证了我的预感。看到他的时候，他正无助地坐在椅子上哭，一个一米八的大男孩，坐在椅子上哭得很伤心。都说男儿有泪不轻弹，也从没有在放化疗时看到男孩哭过，这是得在多无助的状态下才会出现这种情景。跟保安交流后，我把这男孩带到了我办公室，想跟他聊聊到底发生了什么，为何会这么伤心。"你今天要出去吗？是不是有非出去不能办的事情？""嗯，我要去隔壁院区拿报告，但保安不让我出去，拿不到报告，我后面的治疗就不能跟进。""保安为啥拦住你？是不是你没有按照医院要求走患者外出的相关流程呢？这个入院的时候阿姨跟你说明过的，因为现在疫情防控严，不严的话我们就都处于风险之中，保安执行医院制度是不是为咱们患者好？"男孩子有点不好意思地答道："我知道，但我太着急了，就想闯出去，所以就跟保安哥哥吵起来了。”“可以叫你家里人去帮你拿的对不对？这万一出去碰到什么意外情况我们也担心你是不是？你爸爸妈妈呢？”当我说到这里的时候，男孩又一次控制不住地哭了出来，或许是压抑了很久的释放……或许是把我当做了可以倾吐的亲人，“阿姨，我没有妈妈，爸爸基本不管我，我平时就是一个人，我没有钱，现在在医院治疗的钱也是学校里捐的8万元，还有奶奶养老的5万元，钱花完，我也就不治了，估计我也活不了太久。”

倾诉完，心理慢慢平静下来，男孩把帽檐压了压，似乎不想让我看见他哭的窘态，我给他递了纸巾，把手拉过来稍稍用力握住，与其说握，不如说是用手传递一种我了解你的无助的无声语言。我只需要做一个倾听者，让孩子把内心的委屈和无助发泄出来。作为一个有两个孩子的母亲，心中泛起母亲独有的怜爱和关怀，劝慰道：“你看，你的老师、你的朋友为了给你治病捐了钱，还有你奶奶，把养老的钱都拿出来了，都是希望你很快好起来，爸爸也因为要给你治病去努力赚钱了，他想要你好起来，所以他去拼命赚钱来给你治疗，我们科室的医生护士也都很关心你，对不对？”

男孩情绪平静下来，点了点头，表示认可我的话。我松了口气道：“你看，早期鼻咽癌的治愈率达到90%，你这么年轻，是不是有比别人更大的概率？上帝即使关了所有的窗，我们还可以在房顶上挖个天窗爬出来呢，更何况你身边还有老师、同学、亲人以及我们医护人员关心你呢，你一定会好起来的，一定要相信自己。”

“阿姨，今天的确是我不对，我一冲动就推了保安，现在我知道他们是在保护我们的安全，他没有做错。”

“你可以向我或者其他护士阿姨们求助的，这个方式你没有试过对不对，动手可不是解决问题的好方法。”

然后男孩去跟保安道了歉，而且深深地跟保安鞠了一躬，说：“谢谢保安大哥每天的守护。”

保安抱了抱这个男孩：“没有关系，也怪我没有再详细地问问情况，缺乏跟护士长进一步沟通，咱们相互支持。”从那以后，保安偶尔下班也会来病房看看男孩，男孩在身体状态好的时候也会去跟保安聊聊天。男孩不再打游戏到深夜，而是积极配合医生护士进行治疗，脸上的笑容也越来越多。等男孩出院时，悄悄地问我：“我以后假期可以来这边做志愿者么？我也想帮助那些像我一样的人，您改变了我，我也想尽我的绵薄之力去帮助别人。”我点了点头，你肯定可以的。“赠人玫瑰，手留余香”，我们护士所做的不就是把爱撒播到人心里，让它在人间生根发芽吗？这应该就是护士被称为白衣天使的原因吧。

2. 藏在花帽子里面的爱情

杨　晶[①]

故事主人公:化疗科护士

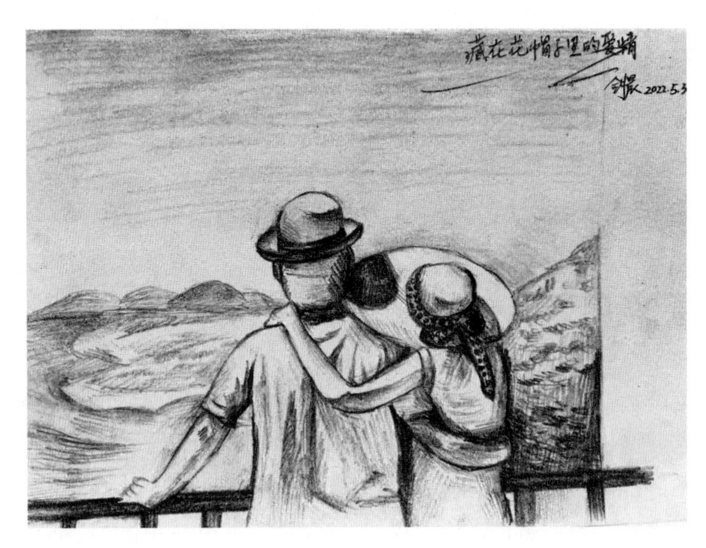

病房里见习惯了“夫妻本是同林鸟,大难临头各自飞”“久病床前无孝子”的各

① 本科,团员,毕业于同济大学医学院护理学专业,于 2017 年 7 月加入闵行区肿瘤医院。专科特长:肿瘤患者术后护理、肿瘤病人化疗护理。

种现象，这个“花帽子爱情”着实感动和感染了我们医护人员及患者周边的病友们。所以我迫不及待地把这个故事写下来分享给读者，让每位读者感受这种相依为命的美好爱情。

一天，我正在护士台写手术护理记录单，只见一个身材高大、年龄在40岁左右的中年男人在护士台前踱来踱去，一副欲言又止的样子。他是35床玲玲的老公，而我是玲玲的责任护士，这几天我隐隐觉得，小夫妻俩怪怪的。于是停下笔，问道：“你怎么啦？和玲玲没闹别扭吧！”

话音刚落，这位身材魁梧的中年男人环顾一下四周，瞬间对着我泪崩了，吓了我一跳，有点不知所措地拿了张纸巾递给他：“别哭，有什么我能帮你的吗？”你想想看，一个身高一米七八、四十岁的大男人，在我这个身高只有一米五、二十岁出头的小护士面前哭得稀里哗啦，估计很多人都会注目吧，看来这个男人是真的着急了。

“护士，我老婆这几天不知道怎么了，一句话也不跟我讲，老是背对着我，我问她话，她也不回答。是不是我有什么做得不对了。我更加害怕我老婆有什么不好的念头，我真的好怕她有啥想法……”

“别着急，慢慢说”，我安抚道。“我们也是刚结婚，她得病前不是这样子的，一天到晚叽叽喳喳的。医生也没说她的病难治啊，她现在这个样子，我……我……我也不敢问啊！”

我打算试一试，帮他找到这个结。

病房里，35床的患者玲玲背朝外侧身躺着，仿佛想要与世隔绝。我轻轻地拍了拍她，问道：“睡着了吗？”玲玲转过身来，脸上哭过的泪痕还在，一手拿着小镜子，一手捏着一小缕头发。玲玲是今年2月份发现腋下有肿块，手术切除后给予进一步的化疗方案，这是她的第2个化疗过程。

“怎么啦？在照镜子呐，小美女。”

“你看我现在是不是特别丑，头发开始大把大把地脱落，昨天我发现眉毛也在掉了，这样下去还能好看么？护士姐姐，你帮个忙，这几天别让我老公来了，好吗？”玲玲的泪水又忍不住地流下来了。

我轻轻拍抚着她：“掉头发只是化疗后的反应，等你化疗结束，头发还会很快长起来的，而且会更加黑亮哦。”

“我担心、害怕，怕变得很丑，怕我老公嫌弃我，我不想让他看到我现在的样子，因为我不想因为现在的样子而失去他。”说着，她又拉过自己的被子蒙着脸呜呜哭起来。

我默默地退到门口，打开虚掩的门。男人冲进来，紧紧抱着玲玲，摸着她的头：

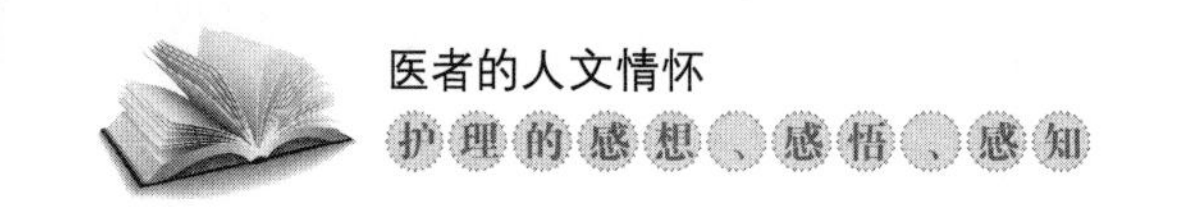

“老婆，你怎么那么傻。我怎么会嫌弃你，没头发有什么关系，现在有很多假发可以戴，我也可以陪你一起理光头！不管啥样，你都是我最爱的老婆，我们一起度过这段艰难的日子！”

玲玲继续流着泪，但她没有再蒙着被子，而是望着丈夫。不仅是玲玲，我和周边的病友及家属们，都感动得流泪了。我想，这应该是对美好爱情诠释的泪水吧。

第二天，一个光头男人热情地和我打招呼，手里还提着一个纸袋，从袋子里拿着一顶花帽子，说：“护士，谢谢你帮助我们夫妻解开心结，我老婆生日快到了，我提前预支生日礼物买了一顶花帽子送给她，还有我的光头造型，帅吗？”说话的神态特别像一个调皮的小男孩在寻求家长的表扬，或许因为我帮他沟通这件事让他感觉我是他的亲人，只要我肯定了，他老婆一定会开心。我连连说：“帽子真好看，你爱人一定会喜欢，她应该更喜欢你陪她剃光头的样子吧！”

果不其然，这个男人一走进病房，他老婆就被他逗笑了：“你不用这样做的，我戴上帽子就行”，然后拿起帽子戴上，一脸俏皮地问道：“帽子好看，还是我好看？”男人忙回答：“都好看，都是我审美过程中选择的产物，怎么可能不好看。”一屋子的人都哈哈笑起来。

化疗结束后，玲玲出院了。出院那天，她显得格外好看，不仅仅是那顶美丽的花帽子，更因为她丈夫给的信心和爱让她更自信起来了。这个美丽的爱情故事被我们科室的医护人员作为经典保留了下来，然后讲给新进的小护士和小医生们听。

化疗过程是挺痛苦的，对患者的影响不仅仅是生理的不良反应，更多的影响是心理上的变化，家人的爱和支持可以帮助患者挺过这个过程，而且有助于帮助患者在疾病治疗过程中战胜疾病。

3. 我的病人是抗战老兵

王剑晨[1]

故事主人公:肿瘤内科护士

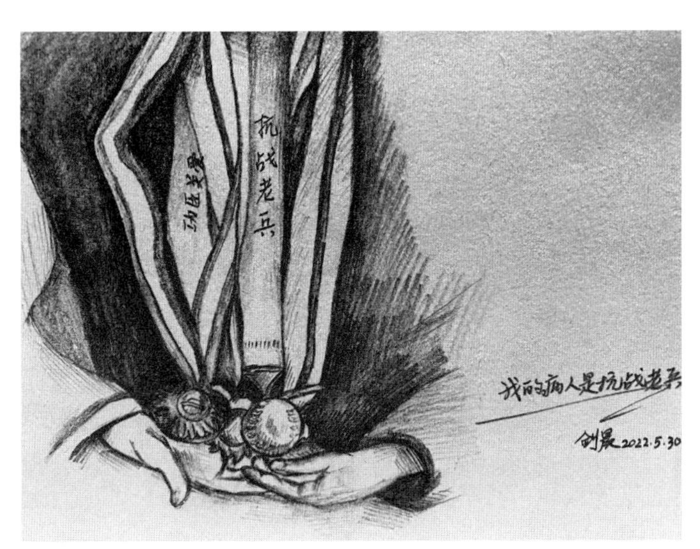

① 主管护师,2009 年同济大学医学院护理学专业毕业,后于闵行区肿瘤医院工作至今,主要从事肿瘤内科临床护理。

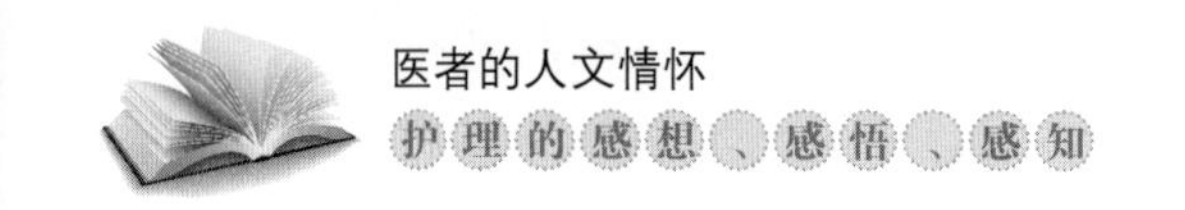

责任组长的工作忙碌且繁琐。每日固定地打盐水、整理出院资料、收新患者、书写护理记录单……渐渐习惯了这样的高频率。如果遇到一些我们俗称“好胳膊好腿”的患者，在收入院的时候就轻松一点，各类评分也很快，不假思索地评估为“完好、能够自理”。

我记得四月的某一天下午，一下子来了好几个患者，我逐个为他们办理入院，签字、量血压，这是常规工作。本来以为很顺利地能够按部就班做下去，直到这个倔老头的出现。我看了看小卡，徐兰华，一位男性却女性化的名字。

“老先生一个人来办住院啊，有家属陪同吗？”

“我是自己来的，平时家里也是一个人住的。”

“那不行的，您岁数大了，都 70 岁了，要安排陪护的。”

“我跟你说了我一个人行的，你们非要给我上纲上线干什么啦！”

话说到这里，我开始下意识地打量起眼前这个斜坐在椅子上的老人：老年男性，贲门癌，花白的头发，很瘦，面色略苍白，穿着白衬衫灰裤子，手臂上的青筋暴露。以往收治患者的直觉告诉我，他属于跌倒高危。老人既然挺执拗，那先处理好其他患者，等老人住进病房，情绪平复一些再给他宣教吧。这是我的第一反应。

患者收完了，差不多到了下午四点。我跑去病房，还没等我开口，老人就说：“护士，是这样的，我跟你讲清楚哦，我是进来化疗的，刚开始肯定是做检查什么的，等到正式化疗开始了，我让我女儿过来，她工作很忙的，你们没事尽量不要去打搅她。”老人的语气坚硬，态度固执。于是我对他做了基本的安全宣教后，便离开了。

过了两天，是一个周一，照旧给患者做安全评估，我点开了徐兰华的化验报告查询，“血红蛋白 66g/L”，红细胞也低于正常值不少，他有些贫血，怪不得面色也不好。医嘱开了升红细胞治疗，“益比奥一支皮下注射”。我接了医嘱，去病房准备给他打针。

“33 床，您叫什么名字啊？”

“徐兰华呀！”老头躺在床上回答得却是掷地有声。

我看了看手腕带，“老先生您红细胞有点低，要打升红细胞的针哦。”

“我当然知道啦！我一直贫血的，就是怎么也升不上去，做了化疗之后就跌得更厉害了，真是太讨厌了，这个讨厌的毛病。”

“您把袖子拉上去，打胳膊的哦。”

老人慢慢坐起来，卷起了衣袖，我一看胳膊上有好多小孔，有的结了痂，有的周边青紫。

“您的胳膊上怎么那么多针眼啊？”

“都是打针打的呀，我生病了 2 年，你想想看有多少针眼？但是我一点也不害怕。你知道吗？我是个老兵，枪林弹雨都挺过来了，这点针眼算什么，我还真不把它放在眼睛里嘞！”

老人用上海普通话对着我说，一股很奇怪的感觉顿时涌上我的心头，崇敬？心疼？脑海里突然闪现出了很多电视新闻里播放的抗美援朝老兵形象，两鬓斑白，身形佝偻，脸庞上爬满的皱纹却像在无声地诉说着那些烽火连天的往事，而当真正的老兵，走进了现实里，住在我所管的床位上，准确地说，缓过神来我才意识到这股奇怪的感觉，其实是混合了心疼与敬仰。

“我避开那些针眼的地方哦，打的时候会很慢的，您感觉痛的话告诉我，我再调整。”

“好的，谢谢你，小王。”

“您参加的是什么战役啊？”

“对越自卫反击战，你听说过吗？”

“听说过，但是不怎么了解。”

“1979 年的时候，我们去越南边境打了一个多月的仗，当时死了两万多个同胞嘞，我能活到现在，算是命大，虽然老了、得了病，但是这辈子我活得够本了，为国家做了贡献，我知足了。”老人说话间，满满的坚毅，眼里淡淡地泛起了泪花。

“那是真的不容易了，你们街道应该也很关心您吧？”

“对啊，国家的政策好，我们这些老兵复员了之后也一直享受国家的政策，像现在我生病了，街道办的同志们都很关心，一直询问我的情况，还有志愿者上门来帮我打扫卫生，疫情期间还帮我送饭买菜什么的，真的是很感激了。”

说完这些，老头前两天的犯倔，顿时抛到了九霄云外去了，此时此刻我的心中只有尊敬。由大及小，我作为一名床位护士，更是应该精心护理好这位抗美援朝老兵，让他顺顺利利地完成一个疗程的化疗。

“针打好了哦，多吃点红枣桂圆赤豆之类的，有补血的功效，药补不如食补，对吧。”

“我之前住院在 XX 医院，那里的护士全程除了叫名字都不怎么说话，你们挺好的，还跟我说这些，谢谢了哦，我会喊我女儿烧的，烧好带来给我吃一点。”

徐兰华的血红蛋白值升了上去，如期做完了化疗，出院了，走的时候还一直感谢我们，说他这次住院很愉快。他是一个心中有温暖的老人。一般肿瘤患者住院，不是姑息就是化疗，用“愉快”这个词的很少。我想，应该是言语的关怀和心灵上的近距离使老人产生了被爱的愉快感吧。肿瘤护理，更是需要在人文氛围浓厚的环境中照进阳光，拉近病患与医护人员的距离。护理语言是一门艺术，她的魅力在于，你打针时候的一句“你感觉痛吗？痛的时候说一下，我轻点”，能让患者如沐春风般地体会到你在重视他，关心他。这门艺术很难在短期内掌握，需要时间的沉淀与阅历的积淀。

我的患者是抗美援朝老兵，这仅仅只是一个化疗患者的缩影，在日后的工作中，源源不断的患者将会在我的床位上完成一程程的化疗，我们所要思索的是，如何精准且带着人文关爱地护理每一位肿瘤患者，在叙事护理中了解并关怀他们，通过语言的艺术更好地协助医生完成治疗。

4. 生如夏花

韦佩杉[①] 李　敏[②]

故事主人公:放疗科护士

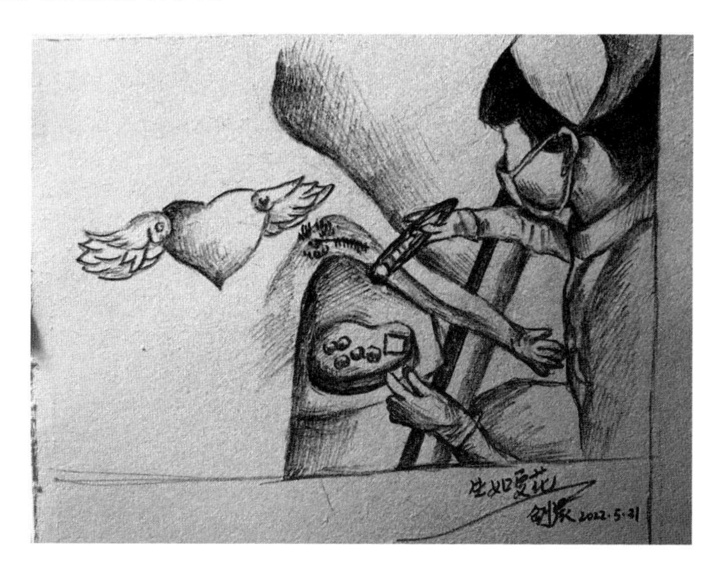

① 本科,毕业于福建医科大学,于 2016 年 4 月进入肿瘤医院。专科特长:肿瘤患者放化疗护理。

② 本科,毕业于南京师范大学,于 2018 年 9 月进入闵行区肿瘤医院医务科,国家二级心理咨询师。

印度诗人泰戈尔《飞鸟集》中说，生命要像夏季的花朵那般绚烂夺目，努力去盛开。在肿瘤医院工作的日子里，见惯了人情冷暖，领会到世间真情，即便如此，作为一名护士，仍然时常代入，尽自己所能为肿瘤患者们保驾护航。

初次相识

数日前，病房住进来一位患者成阿姨，被查出腋窝滑膜肉瘤，当天便安排她住院治疗。成阿姨的情绪比较焦虑，她来自浙江的一个乡村，几十年耕作于田地，一辈子都没有出过省，不曾想这次出省竟是为了治病。成阿姨这一辈人总不想拖累别人，有个小毛小病也尽量自己忍受。开始感觉胳膊有点疼抬不起来，之后每况愈下，在没有告知成阿姨病情的情况下，她的家人将她带到上海，在我们医院看病。

"小韦，成阿姨现在可能因为刚得知自己的病情，情绪上难免有些悲伤和焦虑，加上离开家的不适应，我们不仅要对成阿姨进行专科的护理，对她的心理和情绪也要进行疏导"，在护士长语重心长的话语中，我初步了解到成阿姨的基本情况。

阴雨绵绵

经过一段时间放射治疗后，成阿姨的肿瘤缩小了许多，但与此同时成阿姨的腋窝也成了"马蜂窝"。受长期放疗的影响，腋部皮肤破溃，时常导致成阿姨疼痛不已，心情异常沮丧。

得知此事后，我一早便来到成阿姨的病床前，只见她眼神涣散，唉声叹气，眼里泛着泪光，桌上还剩了一多半早饭没吃完。

我面带微笑问候："成阿姨，吃过早饭了吗？"

成阿姨没抬头，用低沉的语气回复："吃了一点，不太有胃口。我想回家，我不想待在这里，家里的鸡鸭会走丢。"

看着成阿姨若有所思的神情，我试图去安慰她："不会走丢的。你看，你早饭都没有吃完，是早上没有胃口吗？还是有什么心事呢？"

阿姨沉默了一会，说道："我真的特别想回家，我不想治了，一辈子没有生过毛病，现在越治越严重。我的手根本抬不起来，腋窝很痛，衣服也没办法穿。我觉得不治还更好哩，现在这可怎么办？"

成阿姨反复念叨："我实在想不通，我天天在地里干活，身体好着呢，怎么会得这种毛病？家里家外就没有我干不成的事，现在我什么也干不了了，只能在医院躺着治疗。我也不想换药，实在太痛了。”

说完成阿姨的眼泪就哗哗地落下来了，她很无奈又好像在谴责自己得病拖累了家人。我赶忙递了纸巾给她擦眼泪，轻抚她的肩膀。

“阿姨，药，是必须每天都要换的。因为您现在在照光，还在治疗期，伤口恢复需要一个过程，没有那么快。但是我们坚持换药，等照光结束，就都好了呀！你不要太担心了，换药交给我们；你也别怕，想说什么就跟我说，想哭就哭出来”，我希望自己能够给予成阿姨精神上的支持与帮助。

听完我的话，成阿姨抬头拉着我的手说道：“小韦，生这个毛病，自己难受不说，还拖累了儿子和家里人。我又不敢多问他们，就自己在这瞎想，越想越怕。”

面对成阿姨焦虑的心情，我表示理解：“这个情绪是正常的，你需要慢慢调整自己的心态。孩子们一心想让你快点好起来。如果我们胡思乱想，对疾病的恢复没有一点帮助，可能还适得其反，心里的那根弦别绷得太紧，不要担心，在医院里，您有什么话都可以跟我们医护人员诉说，我们医生和护士就像家人一样陪伴你。”

成阿姨听后很感动：“真是太麻烦你了小韦，每天都要给我换药。你们科室的护士都很好，跟你一样温柔，我会好好配合你们治疗的。”为了让成阿姨不再沉浸在悲痛的情绪当中，我问道：“你看，你儿子为你忙前忙后，小孙子也在家里等你。阿姨您家小孙子多大啦?”成阿姨想起了自己的孙子，脸上露出久违的笑容，“七岁了，可聪明呢！等我把毛病看好了，我还要继续带孙子呢！”“阿姨您这么想就对了”，我向阿姨竖起了大拇指鼓励她。

半个月过去了，每天换药虽然成阿姨都会疼得眼泪直流，但是都咬牙坚持挺了过去，换好贴好胶带的时候，总会露出一个笑容，真实又温暖，如夏花之绚烂。微笑的她或许想到了儿女、孙子，又或许想到了我们这些陪伴她一起努力绽放的人们。

夏花盛开

成阿姨的伤口渐渐愈合起来，她每天看到我都是面带微笑，将感谢挂在嘴边，记在心里。马上成阿姨就要出院了，出院前我给她及家属做了很多出院后的伤口宣教，也加了微信，希望后期通过视频指导继续帮助成阿姨。

依稀记得出院那天，阿姨拉着我的手说道：“小韦，这一个多月真的太感谢你了，你把我照顾得很好，我的伤口也好了很多。”

“阿姨，回去后还是不能下田哦，在家里要多休息，养病，好好换药，保持好心情”，我热心叮嘱成阿姨，站好护送成阿姨的“最后一班岗”。成阿姨微笑道：“阿姨

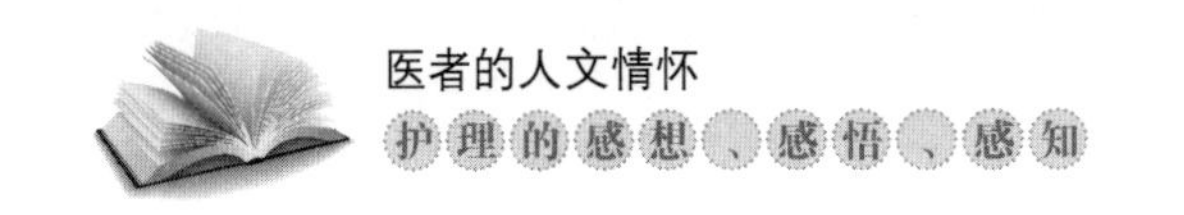

知道了，我就回去十几天，到时候还要过来继续化疗呢！我们还可以再见面。”然而，我内心是多么希望成阿姨能够尽早恢复健康，不要再奔波医院，忍受病痛的煎熬。

在后续的跟进沟通中，成阿姨的伤口也逐渐长好，我替她感到高兴。看到自己的精心护理有成效的时候，心里真的很欣慰，付出再多辛苦都是值得的。经过照护成阿姨的这件事，我深刻体会到临床护理的意义，坚定自己做的事，并努力一直做下去。人生难免会有不完美的地方和不如意的结局，即使是悲伤如死亡，淡然地看待，就像秋叶般静美地接受所有的结局，最美的我们尽力去争取过、经历过了，那便没有遗憾。

5. 一名肿瘤科护士对生命的感悟

王剑晨

故事主人公:肿瘤化疗内科护士

这是一名肿瘤内科护士的一段叙述,她讲述着自己所经历的、所感悟的,我们读着、感同身受着……

作为一名肿瘤科工作近十年的护士,死亡有时离我们很近,有时又离我们很远。见惯了生离死别,悲欢离合,总觉得每个病床里,都有一个关于生命的故事,悲伤不幸的,抑或是感人肺腑的,林林总总,贯穿在我的工作里,我就像是一个说故事的人,寄情于文字,娓娓讲述着这生命的故事。

这是第一个故事

"王医生,救救我的儿子,我们家再也经受不起这样的打击了!"老病人晓霞拉着主治医生的手,悲恸地哀求着。"我们一定会尽力的,放心,放心。"晓霞的床位王医生强忍着泪,给了这个患者连连两个放心。因为她知道,医生的鼓励也许可以暂时安定患者的情绪,给她一丝的安慰。但是她同时也清楚地了解,晓霞心爱的儿子唐唐的病情已经到了晚期。

像晓霞这样母子二人同时罹患癌症的家庭,是少见的。晓霞是肠癌晚期,在我们科治疗了两年。两个月前复查显示腹腔种植了巨大的肿块。医生告诉她,如果手术将会冒很大的风险,开腹术后病灶极易转移。正当她犹豫着是否手术,儿子唐

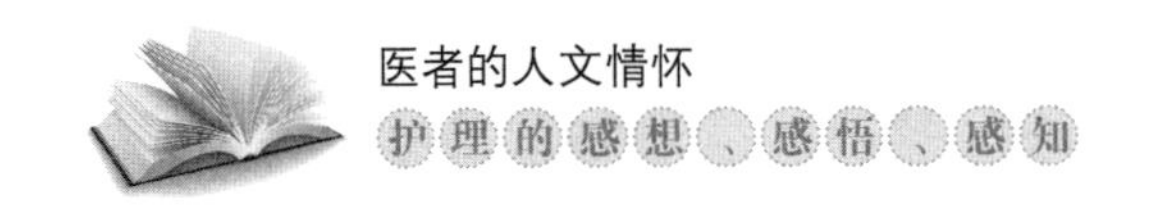

唐，一个36岁，风华正茂，人高马大的小伙子，在健身时突然晕倒。朋友将其送至医院检查，已是胃癌晚期。小伙子难以承受这巨大的打击，初来院时保持沉默，神情沮丧，原本乐观开朗的大男孩一下子情绪跌倒了谷底。唐唐的顾虑与心结，在责任护士的关心下逐渐展露。唐唐有个女友，准备结婚，在原本属于这年轻人的快乐时光里，自己却被查出了癌症。他更难受的是，自己母亲和他一样，同是癌症患者，工薪阶层的家庭承受不了后续的治疗费用，想到未来，一片阴霾。

“作为一名癌症科的护理人员，我们应该做好患者的心理护理，与患者多多沟通，36床唐唐年纪很轻。他的母亲晓霞已经在我们这里和肠癌作战了几年，他们整个家庭的状态肯定是崩溃的。让他们带着平复充满信心的心态完成治疗，这是对我们的一个挑战。”护士长在早交班时对我们的殷殷嘱托被护士们印在心头。

“唐唐，今天怎么样，今天可以和妈妈聊天了吗？你妈妈可是我们这里最乐观、最坚强的哦……”

“唐唐，来，我教你怎么查文献检索，你可以有时间自己学习哦，也可以给其他病友讲讲……”

“唐唐，今天状态不错哦。心情好坏与否直接影响到疾病治疗的效果。你妈妈就是最好的榜样哦，我们都相信，今天的化疗你一定可以顺利度过的，加油！……”

……

唐唐完成首次化疗，出院时他写道：

真的很谢谢你们。以前，我妈妈时常跟我提起你们这群可爱的白衣天使。这一次，我和妈妈的感受是一样的。你们的工作每天接触的都是癌症患者，但是你们不但没有对这个特殊的病种而谈癌色变，反而用你们的爱心、责任心与关爱之心温暖着我们，让我们感觉像在家一样。你们对我们的鼓励就像家人对我们的嘱托，我不再害怕这冷冰冰的病床和五颜六色的化疗药了。你们让我顺顺利利度过了化疗最难受的那几天，也让我对我妈妈有了更多的认识。我妈妈真的了不起。我要以妈妈为榜样，也要比妈妈更加勇敢，不让妈妈再为我伤心。我要和她一起加油！

两个月后，王医生给我们带来了好消息。晓霞和唐唐的病灶已经得到了有效的控制。“送人玫瑰，手有余香”，这是一个积极向上的正能量的故事。故事的主人公在我们医务人员的鼓励下，逐渐树立了信心，为自己乃至家庭顽强地与疾病斗争的意志力和坚强的信念值得我们学习。作为护士，我们渐渐意识到：护理，不单单是临床层面上的打针、发药。在人类思想文明日益发展的今天，人文关怀被提升到了一个前所未有的高度，也许不经意间的一个小小的举动，一句平常的关切的话语，会为这些肿瘤患者送去暖洋洋的爱，正如同这冬日的暖阳一般，柔和地照射着，使人温暖。

这是第二个故事

骏驰就这样静静地走了,27 岁,本该绽放灿烂芳华的年纪,在这个年纪却让人揪心地离开了这个世界。据说曾经的女友来过了,看过他之后,只是在一旁默默地拭泪。

> 一年前,一个英姿挺拔的小伙子来住院,大家都讨论着这个话不多却有些腼腆的上海大男孩。病情的进展,让这个男孩的身体情况渐渐走了下坡路,病灶转移使他痛苦不堪,衣带渐宽而身形枯槁,给他打针都不忍多用一份力,生怕弄疼了这条脆弱的生命。男孩渐渐地憔悴,坐在轮椅上静静地望着远方,似乎在对自己的生命扼腕叹息。看得出,男孩的父母在他弥留之际奉上了他们最后的一丝父爱与母爱。早晨路过病房的时候,母亲坐在床边,俯着身子,低声哀鸣。父亲则靠着床栏,目光冷峻、凝滞。一抔黄土,这世上又有一颗流星陨落了。对于社会来说,也许只是多了一户失独家庭,而对于整个家庭来说,更多的是含辛茹苦抚育的希望破灭,一种无尽的相思与漫长的孤独,人生能几何,毕竟归于形,愿生者已矣。

以上这段文字是我在 2017 年 12 月 25 日发的一篇微信留言。而这一段微信,得到了我身边的同事、亲友们最大的关注,每每聚在一起都会聊起这个患者给我们留下的记忆。

死亡,是人类始终无法回避的一个话题。生命循环往复,花开花谢,不仅有绽放的绚烂,也会有凋零的结局。一个 27 岁的男孩,因胃癌晚期医治无效而宣告死亡,回想他来住院的点点滴滴,历历在目。平时在对骏驰的治疗中,我们总是小心翼翼,打针的时候轻之又轻,生怕用力会弄疼他瘦削的手臂。

“没关系,骏驰太瘦了,他说你们打针一点都不疼,谢谢你们!”

骏驰的爸爸妈妈每次在我们做完治疗之后都会这么跟我们说,骏驰看到我们,虽然虚弱,却总会冲我们微笑。理解是互相的,我们的关爱得到患者和家属的肯定,便是对护理工作最大的支持与鼓励。

当今社会,医患、护患矛盾突出,更有甚者已经上升为恶性医闹事件,如若每一位护士善待你的患者,业务扎实,语气温和,试问患者如何会过于激进从而拳脚相向。如若每一位患者尊敬你的医生和护士,配合治疗,遵守医院规章制度,试问医生与护士如何会对你产生矛盾从而互相埋怨推诿。理解与关爱都是相互的,对于正处于治疗期的患者来说是如此,对于临终的患者更亦如是。

前不久，话剧《生命行歌》在上戏实验剧场成功上演，这是国内首部聚焦临终关怀题材的话剧。“为生理止痛有吗啡，为心灵止痛呢？”该剧导演查明哲说，这就体现了该部话剧的创作价值——精神上的陪伴和抚慰或是更重要的“疗护”。当生命即将步入终点时，最重要的是尊重每个个体，理解他们、包容他们。很多处于癌症晚期、人生即将走向可预见终点的患者，有时需要的已经不是单纯意义上的姑息治疗了，他们更需要的是家人的陪伴及与人生做最后的、有尊严的告别、也许这就是临终关怀的意义吧。癌症的发病正趋于年轻化，失独家庭的出现也是整个社会需要思考的问题，家属沉浸于悲痛中，如何让他们走出悲痛，重新回归社会也是我们需要深思的问题。仅仅依靠医院层面的努力是远远不够的，这需要整个社会的力量，政府专业机构的参与，才能从外部角度来挽救这一个个濒临破碎的家庭，重新建立起失独家庭工作、生活的勇气。

这些故事又都和这个社会圈密不可分，从这些故事里折射出的发人深省的一些东西，值得我们思考、珍藏。

6. 微笑真的会传染

蒋慧萍[①]

故事主人公:肿瘤重症病区护士长

谢谢你,护士长,我一定要微笑!
ICU护士站
微笑真的会传染
2022.5.31

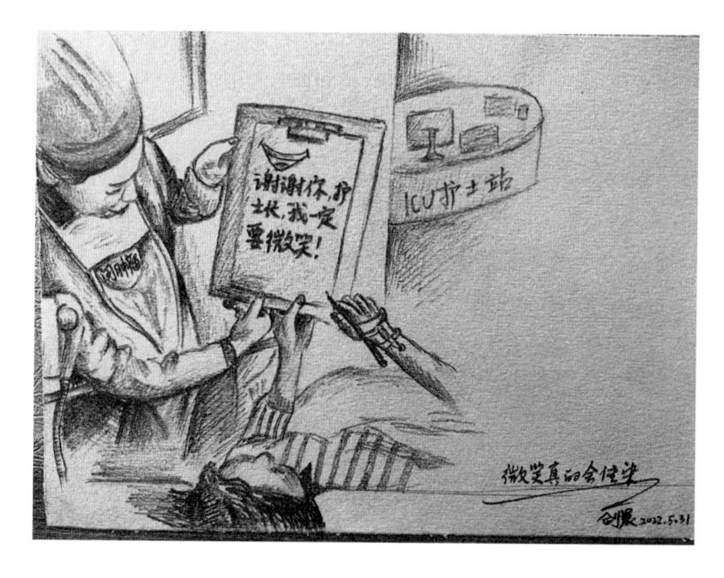

① 本科,主管护师,1999 年参加工作,现任外科室护士长,从事临床护理工作 22 年。

初识

第一次是在《临床用血申请单》里看见了这个名字，感觉亲切，是一位腹膜后肿瘤患者，明日手术，术中要备血，O型血，手术后应该会住监护室进行观察。

手术日

第二天手术整整持续了一天，从上午9点进手术室，一直到下午6点。

监护室就在手术室隔壁，为了减少家属的焦虑，一般我们会在患者进入手术室后，先请家属来监护室进行沟通和入科宣教。监护室的医护团队能够提前接触患者家属，获取信息。

当天上午10时许，我到手术室门口询问："哪位是慧慧家属？"

"我是，我是慧慧爸爸。"一个瘦瘦小小、50岁开外的男子回答。

"您好，我是监护室护士长，姓蒋，手术后慧慧会进监护室观察一段时间您知道吗？"

慧慧爸爸："嗯，知道，王医生和我说过。"

"好的，那我先跟您简单介绍一下监护室的基本情况、探视要求和收费情况。"

慧慧爸爸："嗯"。

当我介绍完相关事宜后，询问既往史时，她爸爸说这次是肿瘤复发之前已经开过一次刀了。

慧慧爸爸问："护士长，你知道手术大概什么时间可以结束吗？"

"应该下午就会结束，然后进监护室，您可以在手术室门口等，也可以回病房等，等手术回来了，我再叫您吧。"

"哦……哦……"慧慧爸爸咧开一丝干干的微笑。

下午2点，和慧慧一起进手术室的患者已经陆陆续续转入监护室。

下午4点，手术室门口只有慧慧爸爸一个人，默默地靠坐在角落里等待。其间，他也来监护室问过两次，为什么其他人都好了，他女儿还没有出来。我只能回答他，放心，我们都在，应该很快就回来了。

直到晚上6点，慧慧才回到监护室。手术创伤非常大。我们和麻醉师交接的时候，了解到由于肿瘤切除范围大，牵连部位广，术中合计出血、渗液4 000 ml。对于慧慧这样一个娇小的女孩子来说，相当于全身换血2次。此时他爸爸看见女儿手术结束了，在床旁紧握女儿的手，呼叫慧慧的名字。因为手术时间长、再加失血过多，患者的全身都是冷冷的，面色灰白，浑身颤抖，虽然她很虚弱，但是听见了爸爸的声音，还是很费劲地睁开了眼睛，轻抬嘴角，一个浅浅的微笑后，又睡了过去。我们一边安慰爸爸，告诉他情况，为什么会这样，一边进行保暖措施，关闭了空调，加盖了被子。

因为监护室不能陪护，慧慧爸爸只停留了 10 分钟就需要离开。监护室关闭前，慧慧爸爸在那张疲惫不堪的脸庞下依旧挤出了一丝微笑，说了一句："辛苦你们了！"

对慧慧来说，最难熬的就是第一个晚上。由于手术范围从腰椎到盆腔，再到腹部，身上一共 6 根引流管，为了压迫止血，避免腰椎二次损伤，所以她只能平卧位。腹带裹着厚厚的纱布压在她瘦小的身体上，导致她每次呼吸都很急促。为了让她能快速恢复体温，暂时不让她睡着，我们用自己手的温度去温暖她，断断续续地轻呼她的名字：

"慧慧，醒醒哈，你听到了吗？笑一笑好吗？"每次被我们叫醒，她都会牵一牵嘴角，给予回应。

术后第一天

经过一个夜晚的守护，虽然还在出血，血压也还很低，但总算比之前有所好转。患者体温也恢复正常，面色由灰白转为苍白。当我打算为她抽血检查时，告诉她可能会有点痛，她微笑着看着我，很轻地回应了一句"哦"。

慧慧的爸爸第一次来探视，显得很焦虑，不知所措，他问了几个问题，显得很无助。他想知道女儿手术的情况，想了解现在女儿有没有脱离危险，想知道他还能帮助女儿做些什么。但是他不会表达。

等探视时间结束后，我简单地和她爸爸说了一下第一天晚上的情况：医院现在也是汇集所有力量在救治，从院长、书记，到主任、教授，我们都在和患者一起努力。患者本人也很坚强，一直是微笑地面对，我们帮她的每一次治疗，每一个变换姿势，哪怕只是在脚下垫一个枕头，其实她都会很疼，但即使再难受，她也只是淡淡地微笑，慧慧很坚强。

术后第三天

慧慧情况明显好转，开始有力气讲话了。

我问她："慧慧，我考考你，看看你恢复得怎么样，你还认识我吗?"

"我不认识你，但我能听得出你的声音，是我在想睡觉的时候，一直在喊我的名字，让我不要睡觉，你的手也很温暖，还一直让我笑一笑!"又是一个浅浅的微笑。

"慧慧，你是不是特别喜欢笑啊? 因为即使你在不清醒的情况下，也一直在笑!"

"嗯，我从小就喜欢笑，小时候还因为经常不自觉地笑被老师罚。"

"那位罚你的老师事后一定会内疚的，因为爱笑的人运气一定不会差，一定是可爱的，将来一定会很幸福的。就好像你一样，经过了这一次磨难，相信未来一定会更美好!"

"谢谢你，护士长!"

"这几天你爸爸很辛苦，你要赶紧好起来，给爸爸一个健健康康、快快乐乐的笑脸。"

此时的慧慧却突然掉下了眼泪。她觉得因为她的病拖累了家人，还要让年迈的父母为她担心。其实在这几天和他父亲的交谈中，我大概了解了一些情况，全家为了给慧慧治病，卖了一套房子，家里还有一个正在上学的弟弟和身体不好的母亲。虽然这样因病致困的家庭有很多，但是在这样的家庭里依能保持这份微笑的人却不多，但是在我们看来，慧慧和他爸爸就是这样!

术后第五天

慧慧可以吃东西了。他爸爸非常开心。一大早就端来一大碗粥，中午又炖了一只鸽子。其实对于现在的慧慧来说，还吃不了太多东西，她还偷偷告诉我最不喜欢闻鸽子的味道，有腥味，我也笑着回答她我也不喜欢炖的鸽子。慧慧大口喝着鸽子汤，缓缓咽下，朝着爸爸眯起双眼，咧开嘴巴，娇笑着。慧慧爸爸乐呵呵地给女儿拆着鸽子肉。

术后第六天

这天我休息，慧慧转到了普通病房，她让当班的小伙伴告诉我。我当然也迫不及待地去普通病房看她，因为我很想念慧慧和她爸爸的笑容。

人生百味，品不完的苦辣，尝不尽的酸甜。所以当你痛苦的时候，不要总想着痛苦会永远笼罩着你，其实，快乐会像风一样吹过你。一个微笑，可以让人温暖。在患者最为艰难的日子里，我们更需要微笑。我们的微笑给予患者和家庭以依靠和力量，患者和家属间也需要微笑互相支撑。微笑让所有人走得更近。让我们用微笑对待患者，对待家属，对待身边的每一个人。

7. 不敢奢望幸福的李阿姨

陶雷娟[①]　李英华[②]

故事主人公：化疗科护士

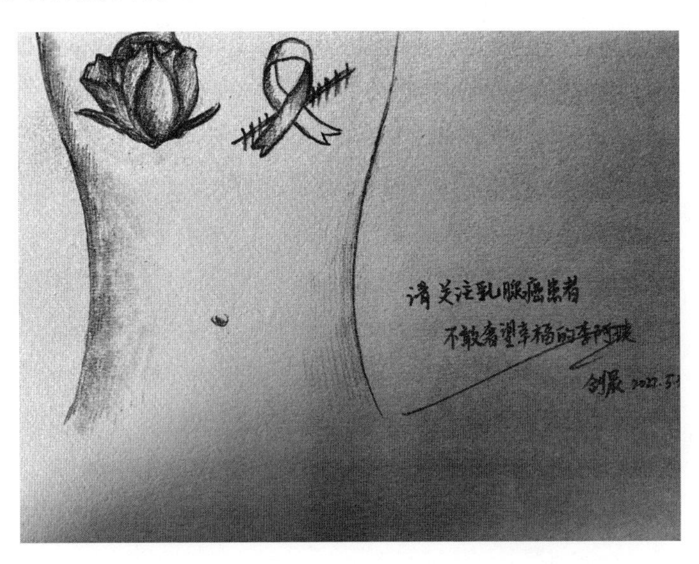

---

① 主管护师，从事肿瘤护理工作 15 年，目前担任护理部干事。专科特长：肿瘤围术期护理。

② 工学博士，浙江大学分析化学博士后，复旦大学临床医学博士后，三级健康管理师，《中国骨质疏松杂志》编委，中国生物技术协会科研实验室建设与管理分会第一届委员会委员，上海市医学会骨质疏松分会青年委员。

抑郁情绪容易导致乳腺癌。李阿姨就是一名抑郁情绪特别典型的乳腺癌患者。她是一名高知女性，性格要强，自从小女儿因癌症去世后，一直处于不敢让自己开心的状态。觉得自己开心就是对不起去世的女儿，这种情绪一直影响着她的身体状况。在进行流行病学问卷调查的过程中，我们慢慢地引导李阿姨说出了她内心的想法，疏导了她的情绪，治疗配合程度得到了加强。

近期，我们的护理研究团队在开展一项关于乳腺癌患者的知识调研工作。我作为专科护士被安排每周三跟着乳腺科主任一起坐门诊，协助患者完成问卷。今天上午，和往常一样，我的诊室里走进一位头发花白、面目慈祥的阿姨，姓李，我认得她，在我们病区里做过好几轮化疗。每一次住院她都特别沉默，不爱说话。今天，诊室里就我和李阿姨两个人。我按照问卷的顺序逐一进行，阿姨都回答得特别清晰及认真，我在心里想：这个阿姨一定是个文化人。当问到她最近的情绪状况及社会关系时，阿姨沉默了。

“阿姨，您怎么了？是和子女有什么不开心吗？”我轻声问道。

阿姨稍微迟疑了一下，开始慢慢讲起了她的经历。

“我年轻的时候是一名人民教师，老伴和我在一个学校，是一名计算机老师。我们生了两个女儿，她们也都很争气，大学毕业后都有了不错的工作，小女儿毕业后嫁到了北京，我们一家人过得特别幸福。然而，天有不测风云，小女儿在 30 岁那年得了胃癌，没过多久就撇下刚出生不久的孩子撒手人寰。当时，我那个恨啊，我恨老天爷为什么那么残忍，孩子一生下没多久就没有了妈妈，我女儿还那么年轻。为什么不让我代替我女儿去生这个病啊？”

阿姨边说边哭，我听了也很难过，拉起阿姨的手，轻轻握着。阿姨的心情平复后接着说：“当时我都不想活了，但一想到我那可怜的外孙，我想我得活下去，他妈妈没了，我得替女儿来爱他，养他。后来他爸爸很快再娶，说是为了孩子，孩子小没有记忆，事实证明他们一家人对孩子都很好，我们两家也一直保持着不错的关系。我搬离了住了几十年的教师公寓。因为不想每次碰到同事都和人家诉说我的痛苦，就到大女儿身边来买了房。但后来，小女婿再婚后又有了一个儿子。那时我外孙 6 岁，进入小学后出了一些状况，总是和同学打架，不听话。我和老伴毅然决定再去北京，我觉得我得肩负起这个责任，我们在北京住了 4 年，直到孩子四年级的时候，一切都走上了正轨，我们才回来。在照顾外孙的那几年，我生了乳腺癌，当时很怕，我怕自己死了看不到外孙长大成人，所以积极治疗，怕外孙知道担心，一直瞒着他。去年，我外孙考上了西安的一所大学，我特别开心。他马上就要放假了，还说要来看我。”

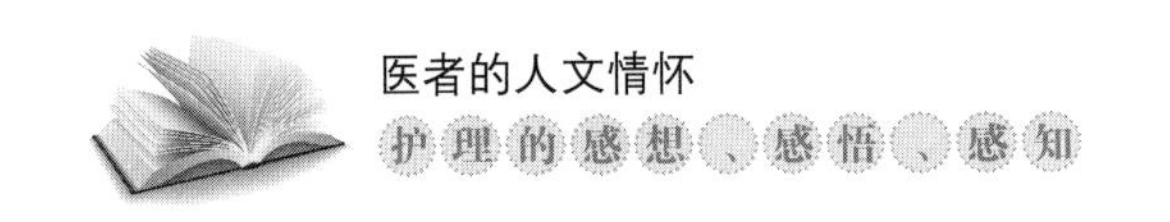

说到这里，我发现阿姨的脸上闪过一丝喜悦和期待。

“现在肿瘤复发，因为年纪大了，身体也不好，医生怕我承受不住，就建议我到内分泌科治疗。”

“最近我感觉身体特别不舒服，来检查了一下，发现肝脏和肾脏都有毛病，但是医生说了这些还不至于要了我的命。其实我现在不怕死，外孙也大了，我的使命也完成了。这些年来，我活得也挺痛苦，我不养花，不养草，也从来不唱歌，我不敢开心，女儿死了，我觉得我没有幸福的权利了，我要是过得开心就是对不起她，现在我也什么牵挂了，还不如早点死了早点解脱。”

“阿姨，我非常理解您的心情，女儿病逝的时候您肯定痛不欲生，这些年来，支持您活着的力量就是小外孙吧？小外孙也一定特别依赖您吧?”阿姨点点头。

“现在您看到外孙成长得这么好，还考上了大学，您女儿在天之灵一定特别欣慰，特别感激您对外孙的付出，可是她肯定不希望自己的妈妈过得不开心、不幸福，您外孙也一定不想外婆天天活在痛苦之中。您刚才也说了，医生说您现在的情况还没到严重的时候，我想您只要把心态调整好了，配合治疗，肯定会越来越好的。您一定还想看到外孙结婚生子吧？您外孙也肯定希望等他大学毕业后能够用自己的工资来孝敬您吧?”

阿姨眼含泪水，重重地点了点头，说:“这些都是我不敢奢望的了，老天爷让我活了这么多年我也知足了。”

“阿姨，您一定要有信心，像您当年一样，心中有期待，内心就会有力量，相信自己一定可以的!”

“嗯，陶护士，谢谢你啊，今天听我啰嗦了这么多。我心里也舒服了很多，我天生要强，不想让别人同情我，这些年我也不知道该找谁诉说，所以一直忍在心里，今天说出来，感觉轻松多了。我想我应该会好好配合医生的治疗，在今后的日子里开心地活着，为了身边关心我的人，也为了自己，真的非常感谢你!”

把李阿姨送出诊室后，我陷入深深的沉思。虽然认识李阿姨很久了，但在病房里，我们从没有如此近距离地深聊过。今天或许是诊室安静的环境让李阿姨打开心扉，亦或许是提及了孩子而撞开李阿姨的心门。无论如何，走进患者内心是何等重要。有相当一部分的乳腺癌患者因为情绪诱发的乳腺癌复发或者影响治疗效果，作为乳腺癌的医护人员，走进患者心里，疏导患者情绪对乳腺癌患者的康复有相当大的帮助。同时，我们的患者家属也需要加强关注乳腺癌患者的情绪。

8. 让生命的谢幕不留遗憾

段晓晓[①]

故事主人公:临终关怀科护士

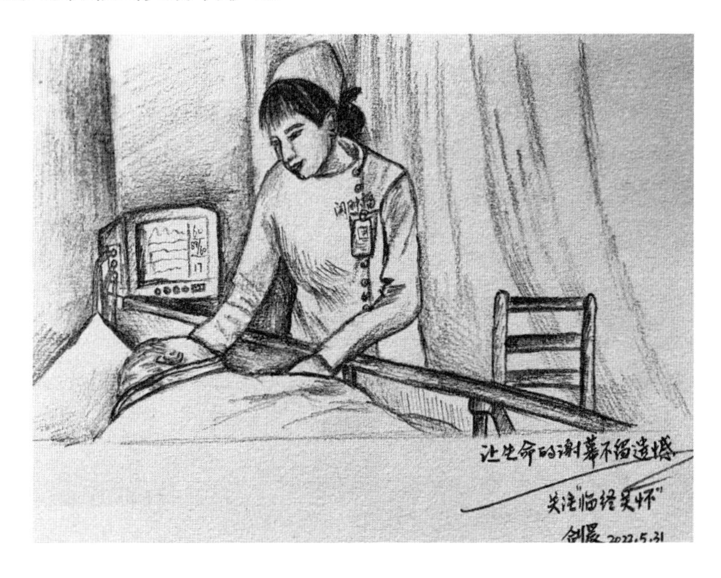

抖音里被调侃的一句“最后悔的是把子女培养得太优秀,当你生病时子女都不

① 护师,毕业于上海健康医学院,现工作于闵行区肿瘤医院化疗内科。

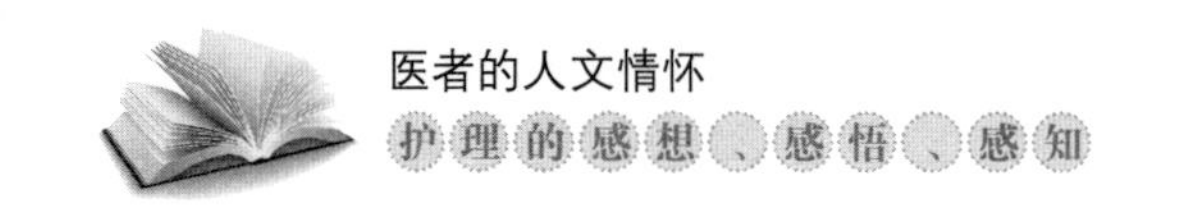

在身边”在我们病房里上演了现实版，在担心患者孤独无助的同时也觉得我们临终关怀的重要性，我们临终关怀用语言和行动让患者生命的谢幕不留遗憾，让患者家属不留后悔。

人们在健康时或许可以轻松地谈论起死亡，但当有一天我们也不得不直面它的时候，这种窒息感是无法言说的，面对无知无识的恐惧，面对与血脉至亲的分离，甚至还有疼痛的电击，全身插满管子无法动弹的束缚感，和再也无法拿开氧气罩去嗅到这个世界芬芳的遗憾……人们恐惧死亡，但更恐惧濒死之时来自肉体和冰冷器械的痛苦，这种恐惧无人替代，无人分担，所以他们更显孤独，更觉无助。或许我们可以尽己所能安抚痛者，疏导他们的情绪，让这生命的最后不再冰冷。医护人员为终末期患者在临终前通过控制痛苦，为之提供身体、心理方面的照护，让生命在医护的温暖照护中完美拉下帷幕，这是对患者家属的交代，更是对患者的尊重和对生命的敬畏。

那天凌晨，一位患者病情突然危急，情况很差，已经到达生命最后时刻。患者放弃了一切抢救措施。按照常规，这种病危患者我们要打电话通知家属过来，但这位患者的家人孩子都在国外，由于疫情的原因，无法回国，只有她一人身在国内，这就意味着她要一个人面对死亡。

我怕她一时接受不了这种境况，一边轻轻整理着床单位，一边小心翼翼地问了一声：“我有什么可以帮到您的吗？”

她艰难地开了口：“帮我给孩子打个视频电话吧”。

刚准备拿起手机的时候，她说：“护士，我可以再麻烦你一件事吗？可以麻烦你帮我整理一下头发，帮我整理一下衣服吗？我现在这个样子，我怕吓着孩子……”

她的头发由于多年化疗的原因，只剩下稀疏的几根，衣服也因为身体不适导致呕吐，布满了污渍，我喊来护工阿姨，帮她换了件干净清爽的衣服。

她紧张地拿着镜子，一遍又一遍地问我：“姑娘，我现在这样还行吗？会不会吓到孩子？”

我很坚定地告诉她：“不会吓人，挺好的！”

视频接通后，我看到她那原本因病痛折磨而扭曲的面孔在看到孩子的一瞬间变得柔和，眼里闪着留恋却满足的泪花。我一边紧握着她的手，一边帮她支起手机和孩子通话，那通连接生与死、希望与绝望、光明与黑暗的电话在我的记忆里打了很久，就算是我们这些见惯了生死的医护人员也不能完全面对生命之火熄灭时的无措。我想，那是一种对生命的挽留和弥补。弥留之际，她依旧握着我的手，像握着自己孩子的手一样满足。“姑娘，谢谢你啊，我没有遗憾了。”她喃喃地道，眼睛慢慢闭上了。我的内心五味杂陈，一方面想代替患者的家属弥补孩子不在身边的遗憾，代替她们进行温情的守护，同时也深切感受到患者在面对死亡时候的孤独与无助。

临终关怀，这种给人心带来安宁的疗护工作，使弥留者在生的最后一秒也极尽温暖，生者善生，死者善终，生死两相安！在我国老龄化社会到来之际，我们临终关怀护理职业扮演着越来越重要的角色，愿每位子女不在身边的患者在我们精心的照料和悉心的陪伴之下，每个生命都能够在温暖中完美谢幕！

这份职业体验也不断地激励着我，在这条职业之路上坚定前行。

9. 不被伤口压垮的庄阿姨

杨 晶[①] 张 蕾[②]

故事主人公:肿瘤内科护士

2020年初秋,今天像往常一样,病房的工作忙碌而有序地进行着。晚上快下班的时候,病房里突然传出来一阵吵闹声。我赶紧循着声音找去,原来是7床的患者庄阿姨正在跟她的护工吵架。庄阿姨是从隔壁病区转来的乳腺癌患者,双乳都出现了癌性伤口,附着在整个胸部,散发着恶臭,需要每天进行两次换药。

我赶忙把护工拉到病房外。"怎么了?"我小声问道。

"今天不知道怎么了,不配合治疗,总是冲我发脾气,我还有脾气呢,冲谁发呀!"

"这样啊。"我望了一眼病床上的庄阿姨说,"我先去看看,你找个地方透透气,平复一下心情,等会好了我叫你。"

护工嗯了一声出去了。走进病房,庄阿姨半坐在床上,气喘吁吁的,我伸出手去从背后安抚着庄阿姨:"别生气,有什么事你跟我说说。"

---

① 本科,毕业于同济大学护理专业,于2017年7月加入闵行区肿瘤医院。专科特长:肿瘤患者术后护理、肿瘤患者化疗护理。

② 副主任护师,护理专业本科学历,应用心理学本科学士学位、护理专业在职研究生。上海市护理学会理事、上海市闵行区肿瘤专业委员会副主任委员、中国医促会糖尿病足分会足部护理学组委员、中国康复医学会手功能康复专业委员会委员、中国老年医学会营养与食品安全分会委员。

阿姨立马拽着我哭着说:“我还有必要治下去么,我活着都是痛苦,身上伤口痛得我几天没有好好睡一觉了,还有这难闻的味道,我不想治了……”

“庄阿姨,您转到我们病区 2 天了,这几天您的伤口天天换药,我看着已经比来的时候有好转了呢,您要有耐心,会一天天好起来的。”

“天天换药,还是这个样子,那么大、那么吓人的伤口,一直在往下漏黄水和血水,臭烘烘的我自己都觉得恶心。别人也嫌弃我,我,我,真的想回家,不治了,不治了,算了……”

看着被渗液浸透的敷料,一片黄褐色一片粉红色的和患者的衣服粘在一起,患者的上肢强硬地支撑着,生怕磕碰到胸部向外突出的伤口,生怕引发伤口出血,这个样子着实痛苦。

“姑娘,我这病那么多年了,熬了那么久了,眼看着熬到儿子大了,快成家了,我也就放心了。可是,又复发了。做化疗、剃光头、恶心啊、吐啊、痛啊,最关键是这个大伤口,太恶心了。”说着,庄阿姨急急忙忙摸索着枕头下,找出手机看着时间,再看看湿答答的伤口敷料,眼泪一下子涌了出来:“你看看,我儿子和他女朋友,这会儿下班了,应该快来了。咋办呀,咋办呀? 我,我,我不治了,不治了……”

庄阿姨胸部的癌性伤口处于感染期,渗出液多,气味大,癌性复发伤口突出于皮肤表面,一旦被挤压、碰撞、摩擦就会发生出血。因此,最近几天,责任护士需要仔细观察伤口,及时给患者换药,保持伤口清洁。我一边擦拭着庄阿姨的眼泪,一边仔细想着庄阿姨的话。

一个和乳腺癌抗争了多年的妈妈,我必须帮着她走过这道坎。

“庄阿姨,不哭了,咱不哭了,一会儿您儿子和准媳妇儿就要来看您了。他们上了一天的班,一定想着看到您平平安安的、顺顺利利的样子,是吧。来,咱们先洗个脸。”

我继续耐心地说:“您别着急,我帮您。一会儿,我为您伤口换药。在您儿子来之前,我一定会换好。今天,我给您用上更加吸水的敷料,然后再用棉片垫好,最后用胸带固定好,再帮您换一套病服。咱们漂漂亮亮地等着孩子们来看您。”

“姑娘,谢谢你,谢谢你。我真的,真的不愿意让孩子们看到这个大伤口,不想让他们闻到这个味道,不想他们为我担心得班都上不好。”听话的庄阿姨,用毛巾擦着脸,捋着耳边的头发。

“庄阿姨,您放心,这几天,我们调整一下敷料,渗液的情况会好转的。我们再调整每天的换药时间,在您孩子们来前 1 小时,我会来检查伤口情况,如果敷料湿了,咱们就增加一次换药,一定保证在孩子们来之前敷料、胸带、病服、床单都是干

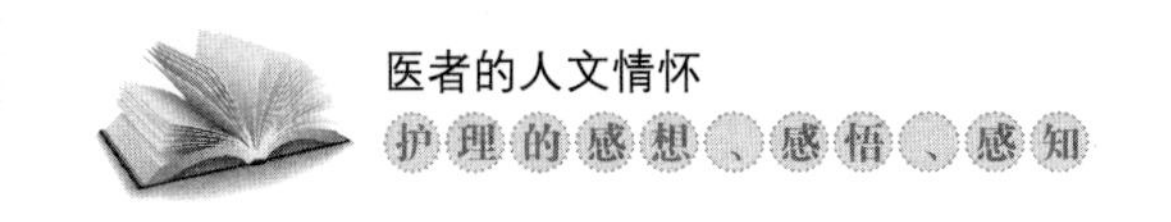

干净净的。您放心,我们一定做得到的。”

“真的可以吗?真的吗?只要孩子们不被我的伤口吓倒、不嫌弃我的味道。我,我还是可以坚持的,我想活下去的。”庄阿姨仰着头,拉着我的手。

“可以的。来,现在先洗个脸,我去准备一下,咱们赶紧换药、换衣服,再换个床单。需要忙活一阵呢,不过一定会赶在您儿子来之前完成任务的。”

晚饭时,我检查完所有护理记录后,走进庄阿姨病房。看到一家三口聊着天,乐呵呵的。庄阿姨的双手不再强硬地悬搁着不敢动,她正把一只削好的苹果递给准儿媳妇,女孩子亲昵地依偎在庄阿姨身边,儿子手舞足蹈地坐在床沿上说着单位里的新鲜事儿……

我默默地退出病房,下班前,我再仔细检查了一下护理单上的小贴士条:“胸部癌性伤口换药,一天两次(使用泡沫敷料);17:00 再次检查伤口,确保敷料、胸带整洁;17:30 协助患者更换病服、床单,整理床单位。”

半个月后,庄阿姨出院,她说:“我一定坚持,再坚持,现在,我觉得很有信心,因为有你们这样的好医生、护士们。我会继续在咱们医院的门诊换药,我保证,一定不会偷懒。”

看着他们一家三口的背影,看到庄阿姨重新燃起信心,我们也倍感骄傲,虽然疾病无情,但是人间有爱。

10. 阿婆：请为你爱的人，活着

段晓晓　李　敏

故事主人公：肿瘤内科护士

我们直面病老，触碰生死。记录更多与疾病相关的故事，讲述患者与家属的抉择、抗争、和解，悲苦泪笑。活着，从来不是一件容易的事。多少人，仅仅只为了活着，就已经拼尽了全力！作为肿瘤护士，一起亲历了无数患者与家庭的遭遇。有的时候，我们可以略尽绵薄；有的时候，我们无能为力。希望"肿瘤君"日记，能帮助我们所有人，从悲苦里炼出勇敢，在迷茫时开一处微光，在苦难里再找到一点坚持。

一天夜班，34 床患者病危，抢救的时候紧急而又迫切，未曾注意到同病房患者阿婆的情绪。不久，34 床经抢救无效去世。巡视病房的时候，我发现 35 床的阿婆伴着哽咽声瑟瑟发抖，似乎很不安。于是我轻轻掀开被子，被子里的老人双手抱在胸前，蜷缩在一起，显然是受惊过度，这位老人刚刚一个人经历了对她来说多么可怕的事情啊……我什么话也没说，赶紧用一只手握住阿婆的手，另一只手轻抚她的手背。

阿婆一下号啕大哭，说："姑娘，求求你，求求你给我老伴打个电话吧，让他来接我回家，求求你了。""阿婆，您是因为害怕吗？"我问道。阿婆自顾自地喃喃道："我要回家，我不看病了；我要回家，我不看病了……"

面对语无伦次、慌乱不堪、瑟瑟发抖的阿婆，我坐在她的床边，一时不知道该说些什么去安慰她。过了许久她微微仰起头轻声问："我以后会不会也像 34 床一样，没有亲人给我签字，死了也没有亲人知道，就这么冰冷冷地躺在太平间里。”说话间她的眼泪又要夺眶而出。我说：“阿婆，我给您孩子打电话，让他们过来陪您好不好？”

阿婆急忙摆摆手说：“不行不行，儿子儿媳要上班的，他们也很辛苦。我不能再给他们添麻烦了，看这个病太贵，我一把年纪，活够本了，可是我的孩子还要好好生活啊。”

我又问她：“那让您老伴过来呢？”

阿婆说：“那更使不得了，老伴身体也不好，不能为了照顾我把他的身体拖垮了。”

言语间，我发现阿婆不只是害怕一个人住院，也忧愁昂贵的医药费给孩子增添负担。都说父母之爱子，则为之计深远，除了教孩子明是非、辨善恶之外，还有“假如有一天年迈的父母，再没有什么可以给子女，那么唯独还能做的，就是不拖累”。

我问阿婆：“阿婆，您孩子是一个怎样的人呀？”

提到孩子，阿婆的眼里满是星星，她自豪地说道：“我儿子从小就很孝顺，很优秀。”

“你看，您也说您儿子很孝顺，要是没有让他尽到孝心的话，他得多难过呀。”

阿婆愣了一下，我知道她听进去了，继而又说：“关于治疗费用这个问题，您是有医保的，国家给报销，自己花不了什么钱的。”

“真的吗？”阿婆泪眼婆娑地问道。

在得到我确切的答案之后，她深深舒了口气。暂时安抚好阿婆之后，老人的儿子儿媳也到了，我出来和她儿子说明了原委。两人沉默许久，觉得忽视了老人的感受。儿子儿媳表示，以后即便工作再忙，两人也会轮流陪护，不让老人感到恐惧和寂寞。

为了让阿婆安心，我又去找了她的主治医生，帮她换了病房。医生告诉阿婆：“你肿瘤比较小，发现也很及时，积极配合治疗的话，生存期很长。如果您不好好治疗，以后怎么带孙子啊。”

经过多方努力之，阿婆终于安心接受治疗。每天治疗结束家属陪着她在走廊里散散步，和病友们一起唱唱歌、跳跳广场舞，看到情绪低沉的病友，她还会去开解病友们，拿自己做例子讲给病友听。

出院前，阿婆特地找到我，紧紧地抱住我说：“丫头，谢谢你，谢谢你陪我度过那个可怕的夜晚，谢谢你帮我解开心结，让我有信心继续治疗！”看着阿婆状态逐渐变好，我感慨颇深，庆幸自己的温情和阿婆达成了共情，并真真切切为她提供了帮助，给予她和病魔对抗的力量和勇气！

面对疾病，生命脆弱而无常。美国医生特鲁多的墓志铭上写着“有时治愈，常常帮助，总是安慰”。这里，是个体命运的聚焦，也是我们作为群体的自我疗愈。温柔与敬畏，或许就是我们从这一个个患者故事里得到的财富。为自己所不熟悉的人群发声，永远也不要忘记对彼此的鼓励、扶助。我们都是海海人生里，同舟渡河的战友。

11. 当一回“顾阿姨的小女儿”

杜平丽[①] 张 蕾

故事主人公:肿瘤外科护士长

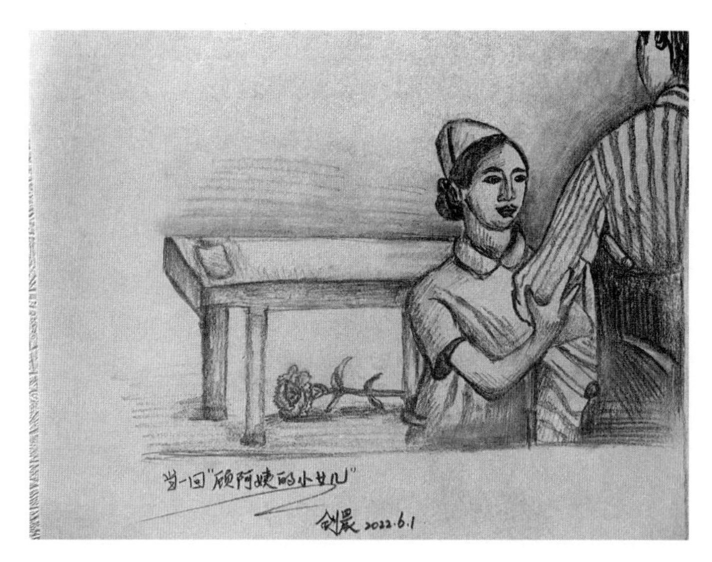

作为一名护士,以照顾患者为己任,见多了形形色色的患者,虽然始终保持着

① 主管护师,本科,现任外科护士长,擅长胃肠外科、甲乳外科围手术期护理、腹膜后肿瘤护理。

以视患者为家人的心态去做好每一件事。但有这样一名患者,让我感觉我在照顾她的同时,让我有了不一样体验和反思。也许是因为这名患者与我母亲年纪较近的缘故,让我对她的照顾格外细心,我也时常与她面对面,以心换心地交谈,只是希望在未来的某一刻她能记起,她有这样一位"女儿",在她生病时照顾她,呵护她,她并不是孤单的。

"阿姨,您家属来了吗?术前需要家属签字的,麻烦让家属过来签字"。

顾阿姨双手紧握眼神流露出焦急的样子,望向人群远方电梯的方向说着:"马上到了,小姑娘。"忽然间顾阿姨脸上露出了微笑,右手高高举起:"这里!快点呀,要办了!"从电梯口跑来一位中年男子。

顾阿姨今年 66 岁,甲状腺乳头癌,需要手术治疗。在顾阿姨住院后我也发现,她少言寡语,有的时候又好像想跟我说什么,却又欲言又止。从住院以来就没有见过她的家属,即使是那天陪她办手续的人后来再也没有来过。

"哎哟,护士长,怎么办啊,会不会开刀开得不好啊,这可怎么办啊。"这是顾阿姨手术前对我说的最多的话。

我也总是对她说:"阿姨你放心,你这是小手术,手术很快的,打了麻醉睡一觉就好了,你要相信我们这里有最好的医生,没事的,加油。"在进入手术室的那一刻,能看出顾阿姨内心的焦急,心中也不免疑惑,都要手术了,家属怎么没人来呢?我也时不时往电梯口张望。手术是顺利的。

"护士长,我儿子跟你应该差不多大。"手术回病房后,顾阿姨醒了,很虚弱地望着我说。

"阿姨,您是不是想儿子啦?要不要我帮您联系他呢?手术挺好的,您好好休养,明天就可以下床了,恢复起来很快的,没事的,千万不要紧张。"我一边检查着她颈部的伤口,一边轻声说道。

顾阿姨,微微抬起手无力地向我摆了几下:"别,别,别打电话给他了,没事了,不打扰他了。"

下班前,我去看顾阿姨。术后 8 个小时了,她应该可以正常活动了。我发现,她斜靠在病床上,直直地望着隔壁床。隔壁 7 床上坐着一对夫妻,丈夫在喂妻子吃苹果。虽然术后的虚弱让顾阿姨脸色苍白,但我分明从她眼中看到了羡慕和期盼。

我坐在顾阿姨的床头:"阿姨,您家里人没来看你啊?"

"我们分开的,儿子在他那边,来往不多。上次那个是我朋友的老公,关系挺好的,我朋友有事来不了让她老公来帮我的。"

即使面对过这么多的患者,什么情况基本上都碰到过,但是顾阿姨这么一说,

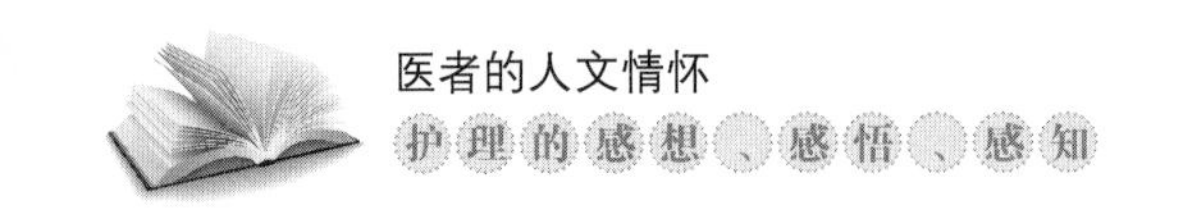

我也明白了这段时间为什么没有人来看她。可能是她跟我母亲年纪相仿的缘故，听她这么一说我的内心还是会有所触动。心里也会感叹人生实属不易。“护士长，谢谢你哦，这段时间经常来看望我，鼓励我，以后也常来哦。”她紧紧握住我的手。

手术后的日子里，我被同事们戏称为“顾阿姨的小女儿”。每天，我会无数次进入顾阿姨的房间，总是坐在她的床头，听医生查房、给她喂药、削水果、打针，陪她吃饭、聊天……只要是家属探望时间，我必然是坐在她的床头陪着她。

“这么多年来，我都是一个人。每天上班、下班、买菜、做饭，休息在家看看电视剧，难得约朋友同事出去走走玩玩……”

“我很早就离异了。儿子跟着他父亲，跟我也不是特别亲近。孩子小的时候，我也帮不上他什么，现在我也不愿意去拖累他。我只盼着，孩子可以安安稳稳地过他自己的日子……”

“小姑娘我跟你说，找老公要找个真心对你好的，有没有钱无所谓，两个人在一起开心就好了，赚多少钱就过什么样的日子。”

“我呀，不找了，一个人也有一个人的好处，想干什么就干什么。不过嘛，年龄大了，如果两个人的话，互相有个照应也蛮好的。”

“年轻真好啊！再活一次的话，我一定好好陪陪儿子。我老了，他也陪陪我，多好呀……”

“谢谢你噢，这么几天，我感觉自己多了个女儿了。其他人都是家里人陪着，我有个护士姑娘天天坐在我的床边陪着我。下辈子，我要是生个闺女，一定也让她当个护士。”

从她的话语中我强烈感受到她渴望被爱，内心期待的是平日里家人的关心问候，下班回家桌上热气腾腾的饭菜，闲暇时光的儿女陪伴。看到顾阿姨，我也会反思，于我父母而言，我有没有尽到一个女儿应尽的义务，对父母的陪伴是不是能够让他们感受到满足。

与顾阿姨的相处过程中，我也重新认识到了把患者视作家人的真正内涵。把患者视作家人不是单纯地悉心照料，细心看护，而是真正站在患者的角度，在解决病理基础上真正了解患者内心的想法，知道患者心理上需要什么。就好像顾阿姨，她看到隔壁床丈夫对妻子的照料会露出羡慕、看到我会想起她的儿子、我坐在她的病床上会让她感觉到亲情……

作为临床护士，我们需要设身处地为患者考虑，站在患者的角度上思考问题，真正视患者为家人。患者的身体可能遭遇了不幸，身为护士见多了形形色色的患者，他们来到这里都是想要活下去，想要好好生活。我也想用我的微笑去感染每一位患者，做好心灵的沟通，从患者心理上筑牢战胜病魔的信念，让他们对未来的生活充满希望。因为生活是需要积极向上微笑去面对的，生而为活是因为每一个人心中都充满着爱，这一份爱就像顾阿姨说的那样，好好爱自己，好好爱这个世界，生或许就是为了证明爱的存在。

12. 窗台上的向日葵

张庆银[①] 张 蕾

故事主人公:肿瘤内科副护士长

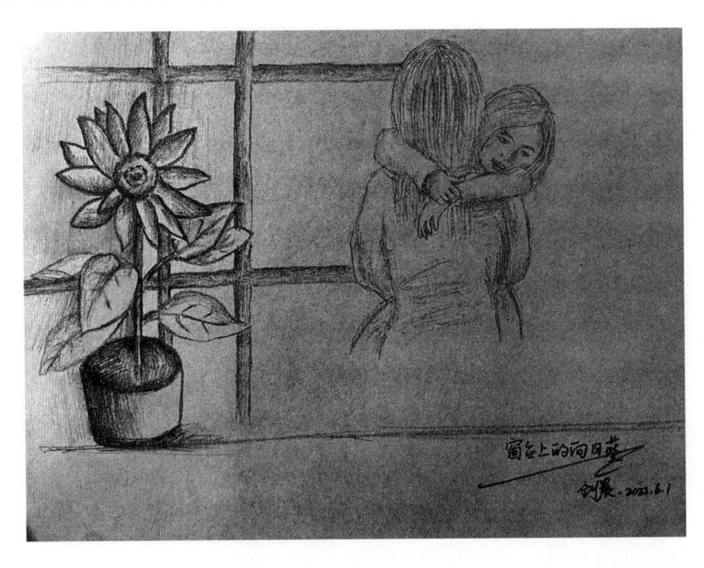

① 本科,毕业于东南大学医学院护理专业,于 2012 年加入复旦大学附属肿瘤医院闵行分院,目前任副护士长。专科特长:PICC 穿刺与维护,肿瘤化疗护理,癌痛的全程护理及腹腔灌注化疗护理。

春日的某一天，阳光明媚，中午我像往常一样巡视病房，这时候病人们都在午睡，病房里很安静。走进病房，20床的王小丫（化名），一位年轻的胃癌晚期女患者，只见她身子斜靠在摇高的床头上，扭着头，吃力地仰着脖子往窗外看。虽然中午的阳光洒在病房里，但是阳光下的她显得很无奈、无助。床边坐着一位男子（她老公），低着头、不断地抚摸她的手。

我轻轻地走近她，王小丫似乎没察觉，眼睛仍然看着窗外。男子抬头看到我，给了我一个动作，“嘘”，然后把手指向窗外。我顺着手指的方向看了一眼，窗外对面是一幢居民宅，在对面4楼处，有一位小女孩正趴在窗口看向这里，小女孩看上去只有五六岁，很小，我在想这小姑娘是谁啊？我顿时感到很好奇。

我把目光转向王小丫。她很年轻，皮肤也白皙，尽管经过了化疗药物的摧残，人很消瘦，但依旧是漂亮的。因为现在没办法进食，所以看到她置入一根胃管，只能依靠胃管注入营养来维持。她的眼睛红红的，泛有几滴泪花，我知道，她肯定在强忍着泪水。

我弯下身子问她：“小丫，你在看什么呀？”

她慢慢地把头转向我，我协助她把身体放平到舒适体位，对我说：“你看，对面窗口有个小女孩，她是我的女儿，我在看她，我想她。”话音刚落，她哭了，把之前在女儿面前强忍的泪水一下子给释放出来了。这时候她老公默默地走了出去……我在床头柜上抽了几张纸巾递给她，左手轻拍她的肩膀，说：“你别哭，可以跟我说说吗？”

“我想我女儿了，我想抱抱她、亲亲她，想牵着她的手。”小丫抽泣地把话说完。

我很诧异地问：“你们距离这么近，为什么不让她直接过来这里呢？这样你就可以近距离看宝宝，可以抱抱她了呀。”

慢慢地停下哭泣，她含着泪水跟我说：“以前我病情稳定的时候，我女儿会陪着我一起过来，她很懂事，还会在我身边讲故事给我听。你看我现在这样，其实我也知道自己的病情，时日也不多了。我和以前不一样了，插着胃管，瘦得骨头都能清晰看到，我不想女儿看到我这副模样，这会把她吓到，或者她根本已经认不出我了。女儿小时候，因为我跟我老公都要上班，平时也都是老人帮忙带孩子，跟宝宝相处的时间有限，到现在我这样子了，我真的很难过、很不舍。”

那一刻，我心如刀绞。我也是一个5岁孩子的妈妈，我太懂得妈妈对一个孩子的牵挂与不舍。我在旁鼓励她说：“勇敢些，你看你女儿这么懂事可爱，不要难过。”

“如果我死了，孩子怎么办，我还没好好陪她呢，我想陪她长大，继续听她叫我妈妈，送她去上学，接她放学，带她去旅游，还有很多事情没做呢。”边说着边再一次

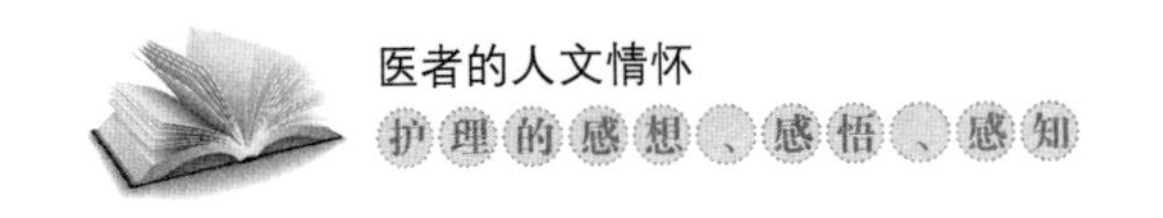

涌出泪水。

“别想那么多,咱们现在好好治疗,将来的日子还很长。”我握着她的手问她。

她轻轻地说了句,“我真的不是怕死,我就担心我女儿。以前她一直说自己的妈妈是世界上最漂亮的妈妈,就和向日葵一样。我真希望,在她心里,我一直就是那个和向日葵一样的妈妈。即便我真的走了,她还能记着妈妈的模样,是坚强的,温暖的。”接着,她又把头扭着看向窗外。这时候,我悄悄地离开病房,其实我能够感受到,面对孩子,妈妈的坚强与脆弱交织缠绕的痛苦。

下午,我又一次来到她的病房:“小丫,我帮你把床挪个位置好不好?把你的床紧贴靠窗的墙壁。你只要把床头摇起,就可以看着窗外。不要再侧着身子扭着头吃力地看向外面,这样你女儿也能清楚地看到你,你也能直接看到她了,你觉得怎么样啊?”

她不敢相信地看着我问道:“这样可以吗?”

“可以的呀!中午,我去给你买了一盆太阳花。现在这个季节没有向日葵,咱们可以用太阳花先替代一下。再过几个月,我们可以在窗台种上向日葵花种子,你和女儿一起看着它们发芽、长高、开花、向着太阳笑。”

小丫笑了,拉着我的手激动地对我说:“谢谢你,张护士。”这是我第一次看她笑,笑得那么甜、那么真。

日子还是一天天地继续着。我们期待着,小丫窗台的这盆向日葵,能够陪伴她的女儿,年复一年……

面对患者,要与其共情,贴近其内心的情绪,就如马斯洛的人需求层次理论一样,满足其尊重需要,暂时忘掉患者的生理需要,把目光放在心理感受上,让患者感知到我们对她们的理解和关心,我觉得这就是共情与尊重。

13. 胆小的“宫”主

莫晓晨　张　蕾

故事主人公：放疗科护士长

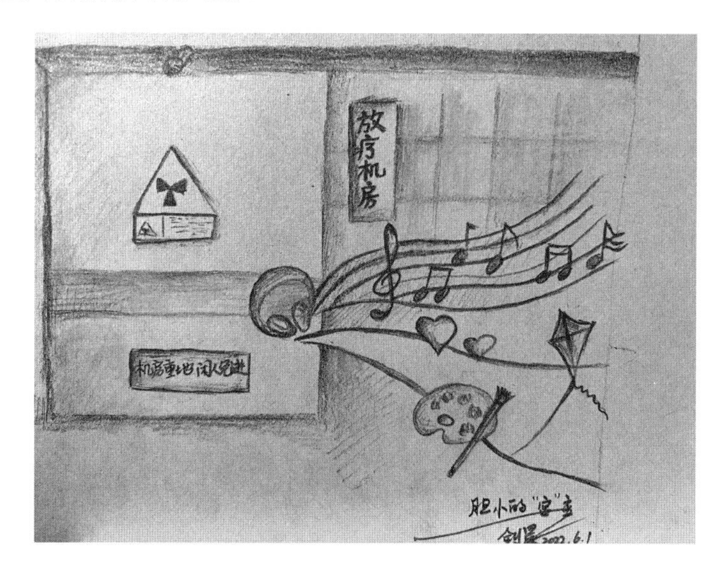

我们的病房里面收治了许多宫颈癌的患者，年龄在 20 到 70 岁不等。不管处于什么年龄，她们都是一些美丽、独立、并让人怜爱的女性患者，我们给她们起了一个好听的名字：“宫”主。

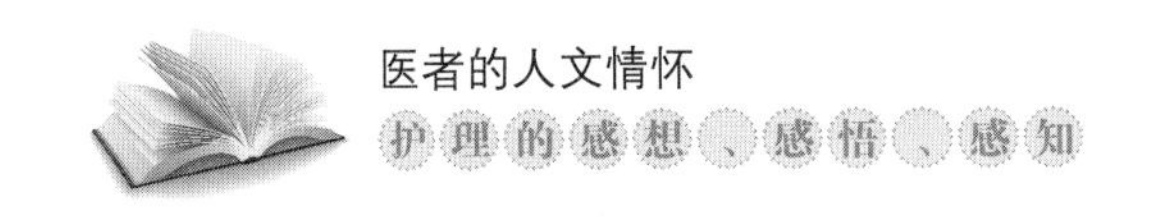

但不是所有的“宫”主都是自信、开朗的。小王（化名）就是那个不一样的——胆小“宫”主。小王，30 岁，宫颈癌术后，需要接受放射治疗。她小小的个头儿，留着一头齐耳的短发，娃娃脸，显得比同龄人更娇小一些。

这是小王进行放射治疗的第三天。到了放射治疗的时间，小王却吸着氧气，没有去机房进行治疗。这样的情况持续了两天。于是，我来到了小王的病床旁，她把氧气管挂在脖子上，一个人默默地坐在椅子上，面对着窗口发呆……

“小王，在看什么呢？”

“哦，护士长来了，没看什么……”小王说话的语气带着一丝无奈，脸上显露着无尽的忧愁。

“小王，今天怎么没有去放疗？”

我的话语刚落，小王立即抓起氧气管胡乱地塞进鼻孔，呼吸就略带一些急促，“护士长，我……我害怕……”

“你害怕？害怕什么，和我说说好吗？”

“我害怕放疗。”

“害怕放疗？放疗的时候是没有痛苦的，通常放疗时间也在 10 分钟左右。你能告诉我你当时的感受吗？”

“放疗确实没有什么痛苦，但是我不知道为什么，当我躺在放疗机房的床上，机床把我一点点送进去，看着机器转动，我突然就感觉整个人都在发抖，同时感觉胸口有什么东西压着我，压得我喘不过气来，我越想呼吸，越是喘不过气来。”说到激动时刻，小王的呼吸也跟着急促起来，小脸蛋略带潮红。

我伸手放在她肩膀上，轻轻地抚摸：“小王，放轻松，现在不是在放疗，你慢慢说。”

小王深吸了一口气，拉着我的衣角，继续缓缓地说道。

“我感觉，那里有一个山洞，机床把我送进去的时候，我都会想到自己得的是癌，是要命的病。我感觉那个山洞离死亡好近，我害怕那种感觉。”

“其实，我之前也做过 CT、MRI 什么的检查，都没有这样的情况发生。做放疗前两次也是好好的，怎么从第三次开始，我就不能接受了，接下去我的治疗该怎么办呀？”

小王因为怕自己完成不了治疗，流下了伤心的眼泪。

我轻轻擦拭了小王的眼泪：“小王，平时想到什么事情会让你感觉很满足、很开心？”

“儿子，我只有想到我儿子的时候，是最开心、最满足的。”

“你和你儿子一般都会做些什么事情呢?”

“画画、我陪他一起画画;带他去公园放风筝,踢皮球,好多事情呢!”小王提到儿子,脸上露出了一丝笑意。“小王,我也有一个儿子,可调皮了,真是又爱又恨……”

“是的,护士长,真的是又爱又恨。”小王越说越兴奋,之前的不安也逐渐消失不见。

“小王,如果你相信我,我给你一个建议,你看行不行?我们明天继续去放疗。你也知道放疗中间一般不能暂停超过 3 天,超过 3 天会影响你的治疗,你也不要害怕,我会和你的放疗技术员进行沟通,能不能在放疗的时候给你放一些音乐,让音乐使你整个人放松下来,不再害怕。”

“真的吗?可以听音乐吗?听音乐真的可以让我不害怕吗?真的有用吗?”

“可以的。我们一起来试一试。因为你的放射部位在腹部,戴个蓝牙耳机,不会影响放疗。当你躺在机床上进行治疗的时候,你就闭上眼睛,听着音乐,想着你和你儿子的点点滴滴,10 分钟一会儿就过去了,好不好?”

“嗯嗯,我听你的,我想试试。我想把放疗全部做完的。”

第二天,我陪着小王一起来到了放疗机房,和技术员进行沟通后,尝试给小王戴上耳机。

“小王,我就在隔壁的小房间,里面的显示器可以看到你的一举一动,如果你坚持不下去,就伸手,我第一时间就会看见。”

此刻,小王已经躺在机床上,技术员给她戴上了体罩,她自己戴上了耳机。10 分钟后,小王顺利地完成了第三次治疗,从机房出来的时候,还是能感觉她的不安。

“小王,感觉怎么样?还能坚持吗?”

“护士长,刚开始的时候,我还是会感觉有东西压着胸口,透不过气来。开始耳机里有音乐,后来我听到了我儿子的声音。他居然在跟我说话,他说了他昨天在幼儿园的事儿,昨天他画了一张画,画了今年过年时我们的全家福,他还说他觉得他画得最好的就是妈妈,因为妈妈最漂亮。他还让我乖乖地,要听医生的话,要早一点在医院毕业。”说着说着,小王噗嗤笑出了声。

“小王,你做得很棒,我们相信你会早早从我们这里完成治疗,毕业回家的。”

后面的几天,我还是和她聊着她喜欢的事情,陪着她进行治疗,帮她录制儿子每天为她讲的故事,有撒娇、有祝愿、有大人口气的嘱咐……

有一天,我来到小王房间,看到她与往常有着不一样的感觉,附带着一丝自信:“护士长,今天你不用陪我去放疗了,我想自己去,我觉得我能行。”

“好的，我也相信你可以的，我们的小宫主胆子变大了，战胜了自己的恐惧症哦……”我欣慰地笑了。

我们的“宫”主们，其实很脆弱，但也可以变得很坚强，只要我们细心照顾、用心呵护，相信她们会越来越美丽，越来越自信，越来越胆大！

14. 谢谢你，在我需要的时候给我一个肩膀

马青青[①]

故事主人公：肿瘤外科护士

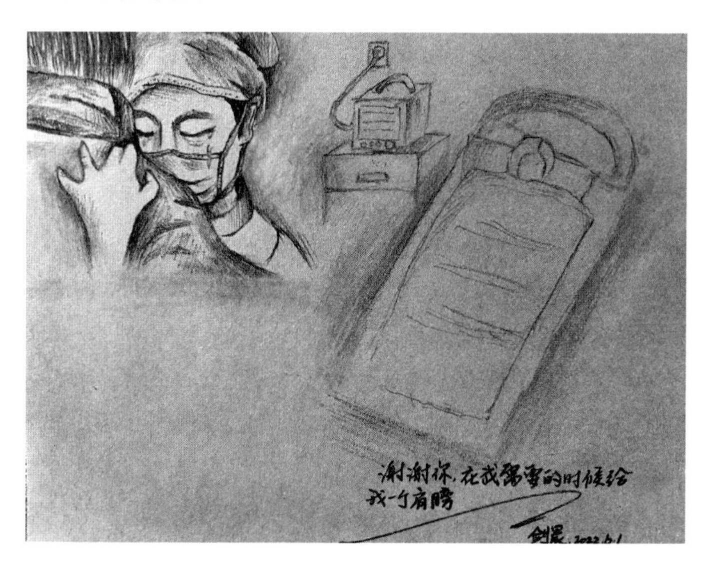

① 毕业于上海健康医学院，上海中医药大学本科在读，于 2017 年 7 月加入闵行区肿瘤医院。专科特长：软组织肿瘤患者术后护理，肿瘤患者术后化疗护理。

和往常一样，病房里充满了繁忙紧张的气氛。我推着治疗车经过护士台，突然被同事叫住："哎，青，29 床这个小姑娘要插个 PORT 针，插好要输液的，补液已经配好了。就是坐在轮椅上那个小姑娘，29 床。"

"嗯！好！没问题。"顺着同事手指的方向，我扫到了那个穿着黑色棉袄戴着黑色绒线帽的小姑娘。有种莫名说不上来的感觉。

随后，我和她父亲一起把她转移到诊疗床上，准备为她插针。一月初的天气还是很冷的。小姑娘里面穿了很多衣服。父亲手忙脚乱地摆弄着，小姑娘时不时发出微弱的哼哼声。于是，我说："我来吧，您去护士台，看看还有什么需要办的手续。"父亲感激地看了我一眼。

我调高了空调的温度，一层层帮着小姑娘厚重的衣服。当脱下最后一件衣服，为她换上病号服时，我震惊了，怎么会有人瘦到只有皮包骨。为了减少冷刺激，换完衣服立即进行消毒插针……

把小姑娘送回病房，她很费力地对我说："姐姐，谢谢你……真的谢谢你。"我连忙回答："不用谢，应该的，你好好治疗，加油！"。

正是这样一个年龄与我相仿，五官清秀，但身体没有一点脂肪、说话极其费力的女孩子引起了我的强烈注意力。

故事的开始就是这样一场相识……这也变成我后面几天的牵挂……

住院的日子里，小姑娘的妈妈陪护着她。每次交接班，我都会多在这个女孩子床旁逗留一阵。希望她能挺过艰难，慢慢健康起来。然而抗癌的路程是艰难、而又蛮长的，一天、两天、三天……她从最开始可以下楼散步，到因为腹水严重，只能在床上当"赖床妹"。一天，我值中班，因为她腹水严重影响呼吸频率和心率，担心她的我跑了好多趟问她怎么样，帮她监测血压、血氧和心率，问她哪里不舒服……希望她不那么难受。

元旦后，我第一天上班。早晨交接班时，同事告诉我，昨天小姑娘已经口齿不清了。走进病房，小姑娘躺在床上费力地呼吸着，看见我，只能哼哼了两声。在一旁的妈妈紧握女儿的手说："你是妈妈的好女儿，不要走……"

接完班没过多久，张医生那边说 29 床需要抢救。一阵紧张的忙碌过后，医生们离开了病房。我进行了临终护理。当时一时无法面对现实的妈妈泪眼婆娑地握着女儿的手："宝贝，你是最优秀的，你怎么走了呢，怎么丢下妈妈走了呢……"

一旁的我感受到了自己情绪上的波动。小姑娘还那么年轻，在和我差不多的年纪里，却面临着生命的凋零。她母亲声声的呼唤，让我热泪满眶："阿姨您有干净的衣服吗？您帮她擦身，我帮您一起给她换上干净的衣服吧"。

母亲赶紧打了热水，拿来了干净的衣服。

"阿姨，您不要太过伤心了……"其实我内心有一大堆想安慰她的话，却怎么也说不出口，我知道这个时候，任何的安慰都是徒劳的。此刻她只想要一刻的安静，静静陪伴女儿……

整理完病房，我示意并带着病房里的人一个个离开，让母亲和小姑娘独处。再回到病房时，母亲已是泣不成声，父亲木讷呆滞地蹲在角落。我走了过去，轻轻抱住了小姑娘的母亲。随后她也紧紧地抱着我。她靠着我不停地抽泣着，十分钟、二十分钟，我们谁也没有说话。我想着：尽情哭吧，哭出来就没那么难受了。

送走了小姑娘，这个故事也就到了尾声了。我也回到了以往的角色，投入日复一日忙碌的工作。

一个月后，那天我休息在家。同事打电话给我："青，你犯什么事儿啦？有个女人打电话到护士台，非得要你的电话号码。你不会是要被投诉了吧。"我很诧异："没有呀，怎么回事。"

又过了两天，护士台的电话铃响起，我接了电话。非常熟悉的声音，我一下就听出来是小姑娘的妈妈。电话里她说："谢谢你在我需要的时候给我一个肩膀……"。

又过了几天，护士长告诉我，医院收到了一封关于我的表扬信，还是来自那个小姑娘的妈妈。

"有时治愈，常常帮助，总是安慰"。

或许源于耐心地帮这个女孩子换衣服，或许是因为值班时多跑去看望那瘦弱的小姑娘，或许是我那几句感同身受的安慰，或许还有那个简单的拥抱，让这位妈妈记住了我。

后来的日子，我们加了微信。我们没有断了联系。"阿姨，如果你想念女儿了，有话想对她说。我，一直都在的……"这是我发给小姑娘妈妈的一条微信。通过了解，这个花样少女真的是一个很出色的女孩子，华东政法大学研究生，党员，社团部长，会唱歌、跳舞，会弹古筝。虽然她永远地离开了这个世界，但我相信她只不过是天使回家了。

她也没说话，结束以后和我说："谢谢你在我需要的时候给我一个肩膀"，我内心涌起一股暖流……感受到了这份职业带给我的感动和鼓励。

15. “怪大叔”变形记

▌韦佩珊[1]　张　蕾

故事主人公：放疗科护士

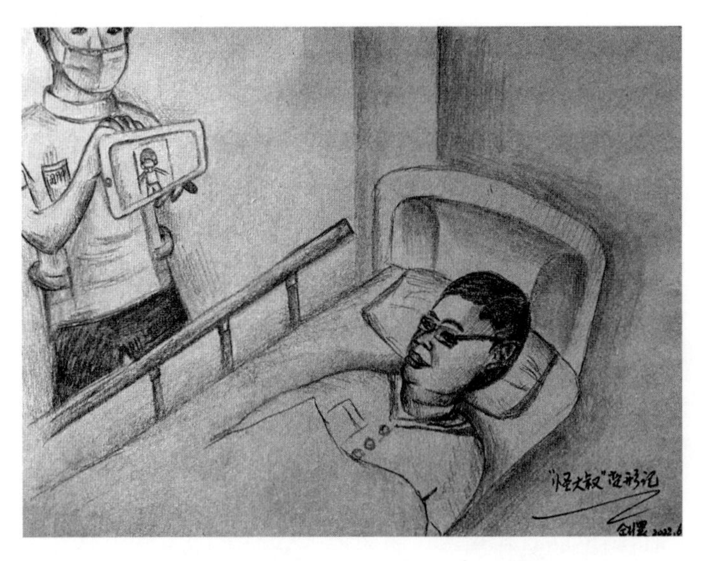

62 岁的老印是一位肺癌脑转移患者，很少有家里人来探视和陪护，脾气古怪，

① 本科，毕业于福建医科大学，于 2016 年 4 月进入肿瘤医院。专科特长：肿瘤患者放化疗护理。

全身最能使劲的就是一张嘴了，是病区出了名的不好说话、胡搅蛮缠、脾气暴躁的患者。为了每天顺利地完成治疗，作为他的责任护士，我们需要不断地和老印讲道理，但是他似乎从来不领情、不买账。护士们看到他头痛，他看到我们也头大。

清晨刚上班，就听到老印在护士台边上传来的咆哮声。同事朝着我嘟囔道："老印又发脾气了，不肯输液，体温也有些高了，反反复复。"

今天我负责他的治疗和护理，我硬着头皮走进了病房。

"就知道输液，到底有谁可以给我量血压呀！你知不知道，我每天都要量好几次血压呀！"一见到我走进病房，他就瞪着眼、指着我大声喊着。

"知道啦，我们哪次没给您量呀！您瞧，我不是带着血压计了嘛？"我耐着性子笑嘻嘻地打开血压计。

其实老印没有高血压。住院期间每天的血压都很平稳。但是，对于测量血压这件事儿，他总是会有一些特殊要求。比如，在我们最忙的时候，总会大喊着"量血压、量血压"，只要一见到护士走进病房就会要求量血压，早上量、中午量、下午量，晚上还要量，半夜起床上完厕所也要量个血压……他总说："不量血压会死人的，这个高血压比脑肿瘤还吓人的。"

"量好了，您的血压一如既往地好，120/75mmHg。那我们现在输液好不好？先打个留置针行不？"

"打什么留置针！这个东西放在手上太难受，太不方便了。我也不想输液，药瓶一挂上，我啥也做不成了，烦人。"

"行行行，那我们先等等。您需要做点什么，我是不是可以帮您？"我眯着眼睛，坐在他的床边。

"办出院，我不治疗了，我要出院，我要回家！"

"您先别着急呀，您体温还有一点高，这会儿可出不了院。一会儿，咱们还得做物理降温，您也得多喝点开水。"

"为什么来医院总是反反复复发烧，以前不会这样，这种方法我试过了，没用！白费力气！"

"物理降温、喝开水都是帮您散热。输液、用药呢，是帮您打败细菌和病毒。这样双管齐下，没准儿一会儿您就没事了！"

看到老印不说话了，我一边安抚他，一边连接输液器准备挂补液，生怕下一秒他就变卦。刚准备穿刺，老印随口就来："你看我身上哪里还有地扎，青一块、紫一块的。要是能保证一次成功你就扎，不然叫别人来。"

长期的放化治疗，导致老印的血管状况确实很差。看着他的两只布满针眼的

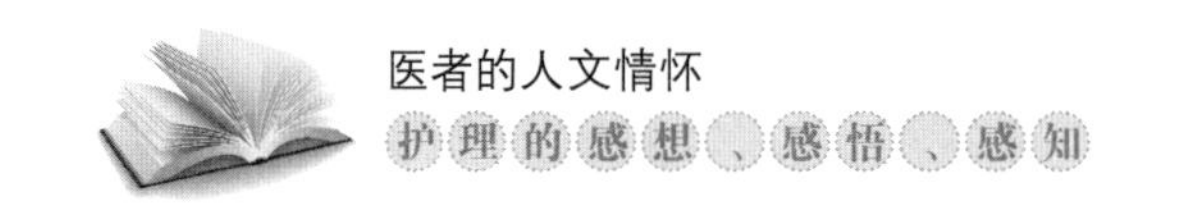

胳膊，我心里一阵难受，病魔真的折磨着我们每一位患者。

“印大叔，我先看看您的血管，您得相信我呀。”

正准备穿刺一根血管，他又开口了：“扎在这里你怎么固定？影响我吃饭、活动。”

“您就放心吧。”顺利扎上留置针，老印看了看液体滴入顺畅，总算认可了……

一个小时后，我给老印复测体温，37.4 ℃。

“您有没有感觉舒服一些呀？”

他瞟了我一眼，我不说话。

“刚给您女儿打电话了，她说今天一定赶过来，还会带上您外孙女儿，您看您女儿多孝顺呀！”

提到女儿，我发现他的脸上露出一丝从未有过的柔和，连音调也降了八度。老印笑了：“我这个女儿没有白养，工作很认真，也一步一步爬上去，现在职位越来越高咯。”说着脸上洋溢出满足的笑容，“还给我生了个聪明的外孙女儿，能说会道的，嘿嘿。一见到我，小家伙就教训我嘞，呵呵。”

“是吧，小家伙一定也很漂亮吧。看您乐的。”

“啧，就是，你个姑娘，你打电话给她们做啥呢！我女儿忙，工作忙，还要照顾孩子。我个老头子，现在真不想她太为我操心。我一个人，在医院住着，自己可以照顾自己。要是让女儿来了，我外孙女咋办呢？再说了，我个老头子，让闺女忙进忙出的，不忍啊……”

“您对您女儿真好，是个好爸爸。您也一定很想女儿和外孙女吧！”

“那是，尤其是我外孙女儿，谁见了都没脾气，哈哈哈。”

那天，老印的女儿和外孙女来看他，并一起陪他吃了午饭。临走，我把她们送到医院门口。我们之间达成了一个默契，是我、老印女儿和能说会道的外孙女儿之间的一个默契。

以后的日子，同事们都发现，那个不好说话、胡搅蛮缠、脾气暴躁的老印，似乎越来越不一样了。没有了“量血压、量血压”的定时咆哮声，补液、吃药也很配合，居然还会对我们说“谢谢”，最神奇的是，老印还要求我们教他怎么自己测量血压……

同事们很诧异，我却知道其中原委。老印爷爷，有了个监督员，就是她那个能说会道的外孙女。他女儿和外孙女每天早晚都会打视频电话给老印，“要有礼貌，爷爷，不能大声吼护士姐姐。”“要听医生叔叔的话，好好吃药。”“每天要多喝白开水、多吃饭，不能浪费粮食。”“自己的事情要自己做，宝宝也学会了给娃娃测血压了”……经过30天的放化疗，老印成功完成了疗程，挺顺利的。

“大叔,您马上要出院了,您感觉怎么样呀?”

老印:“我感觉挺好的,现在感觉脑子也灵光挺多的。姑娘,一说出院,我还挺舍不得你们的。在这里住了差不多一个多月,经历了挺多事儿的,要不是你们每天耐心地疏导我,哪有现在顺利完成治疗的我。我现在心情也很好,真是太谢谢你们了!”

“好日子在后头呢,印大叔,加油吧!这都是我们应该做的,看到您健康,我们也和您一样高兴。”

病房的人都纷纷恭喜他,他脸上也洋溢着快乐的笑容!

16. 想当红娘的妈妈

段晓晓　张　蕾

故事主人公:肿瘤内科护士

肿瘤内科病房的工作总是一如既往地忙碌。那天我正在各种忙碌地穿梭于病房时,“晓晓,我们又来报到了”。转身一看,原来是李阿姨的儿子带着她来办理住院。不过转身看到的这幅画面有点震惊到我。轮椅上的李阿姨比上次出院的时候消瘦了很多。抬头再看李阿姨的儿子,凌乱的头发随意地绑在耳后,下巴和脸颊胡子拉碴。

针对行动不便的新入院患者,我们都要常规查看患者的皮肤情况。看着李阿姨骶尾部的两处压疮伤口,我皱起了眉头。虽然,李阿姨这次入院的身体状态是比先前差了点,但也不至于会发生压疮。

进入病房后,李阿姨对我不搭理,医生来查房不配合,不愿意进行经外周静脉穿刺中心静脉置管(PICC)导管维护,拒绝检查和治疗,就连简单地翻个身也不行。

这个情景让我想到了几年前,最初见李阿姨的时候。为什么对李阿姨印象这么深刻呢?初见李阿姨时,我只是一个刚刚参加工作的小护士,什么都不懂,遇事紧张胆小。她是我负责的第一个患者,她不爱说话,眼神凶凶的,在工作中我没少挨李阿姨的训斥,每当这个时候也都是她儿子过来道歉,

“我母亲生病情绪不稳定,你们多担待,不好意思了哈。”

“没事没事,你也挺不容易的,每天下班过来照顾你妈妈。”

“家里还有一个呢。”看我愣了一下,他继续说道,“我爸爸脑梗死卧床在家,生

活不能自理，我母亲乳腺癌住院，我每天两边跑。”

他云淡风轻地说着背后不为人知的辛酸。了解到他家的情况后，我开始理解了李阿姨的情绪。在之后的工作中，我对她的护理也更加耐心细致，慢慢地，李阿姨对我的态度也改观了。几年的相处下来，与其说我们是护患关系，不如说是朋友。

这天我下班经过楼梯间，昏暗的楼道里一缕夕阳照进来。楼道里坐着一个人，垂着头、佝偻着背，逆着光看过去平添了几分落寞和颓废。我走近才发现原来是李阿姨的儿子。

我轻轻坐下来，说：“你的头发有点长了，可以剪一剪了。”

听到这句话，他瞬间低下了头说：“晓晓，你说一个人如果没有了爸爸妈妈该怎么生活呢？” 我一时间不知道如何接话。

他继续说道：“前两天我父亲去世了。按照我们那儿的习俗，七七四十九天不能剪头发。”

我该怎么描述我当时的感受呢？反正就是鼻子一酸、想落泪的感觉。

我平复了一下情绪问他：“你妈妈这次不愿意配合治疗是不是也是因为这个原因？”

“其实妈妈这些年是硬撑着乐观，怕影响到我的情绪。她和爸爸也总是尽可能表现得很坚强勇敢。爸爸去世摧垮了她的心理防线，爸爸已经去世了，她也深知自己时日无多，可放心不下我，她一直觉得我一个人会过不好。”

“你年纪不小了，为什么不找个女朋友呢？你妈妈放心不下的不是你的生活能力，是怕她去世之后你对生活没了希望。”

他抬头看了看我说：“我害怕拖累人家姑娘，所以一直没找，我觉得自己这个情况，应该也不会有女生会喜欢我的。”

我调侃他说：“你这么多年照顾两位老人，寒冬酷暑各种奔波也毫无怨言，就冲这点，哪个姑娘不心动啊。”

他不好意思地笑了笑：“没有吧。”

“怎么会没有，我们病区的几个小姑娘就经常私下议论你哦。不信？来，我给你看看我们的群聊记录，你自己都不知道自己有多少隐形粉丝吧。”

—这个男生真的蛮帅的……
—他真的很细心哎,照顾他妈妈周到得很……
—他脾气太好了吧……
—打听一下,他有女朋友了吗……
……

我说:“和妈妈好好聊聊,让老人家放心。我也会帮你和她说说这事儿,好吗?”

他默默地点了点头。

再次走进病房,李阿姨还是保持入院时的左侧卧位躺着不动。我喊了她一声,她没有回应,于是我在她床边坐下来。

“李阿姨,我刚刚和您儿子聊了一会儿天。您儿子挺棒的,他说他要好好地计划一下今后的生活,他打算去试试谈恋爱,去好好工作、生活,为了更好地和您一起继续过好每一天。”

李阿姨猛地转身问我:“真的吗?他说,他想找女朋友了?”

她蒙着被子哭了起来,声嘶力竭地喊道:“是我们拖累他这么多年啊,这些年他全部的精神支柱就是照顾我们老两口,我一直害怕我走了之后他接受不了,日子过得没了盼头,我没有办法。”

“我和他爸爸一直劝他,赶紧找个对象。万一我们都走了,他也不会孤孤单单。可这孩子,就是不愿意,说要先照顾我们。现在,他爸爸走了,我这病也……”

“这下好了,如果他真的愿意找个对象了,那我也安心了……”我抚着李阿姨不停抽动的双肩:“您给了自己希望,他才看得到希望啊。他刚没了爸爸,您又不好好看病,他怎么能好好工作、好好生活呢?就算是他带了女朋友来看您,也是希望看到一个开开心心的妈妈,您说是吗?”

自那之后,李阿姨在积极治疗的同时,还帮儿子牵线、相亲,每天打听儿子的八卦成了她的乐趣。从每天自己翻身,到现在扶着她能下床走两步,压疮也几乎痊愈了。出院的时候还和我们开玩笑说:“说不定下次来就给你们带喜糖了。”看着母子俩搀扶着走出医院的背影,我感慨颇深。

在医学发展的今天,癌症仍旧未被攻克,有患者说:“癌症是能摧毁一个家庭的。”疾病固然可怕,但我们不该放弃爱与希望,生活总是要向前看,愿每个患癌家庭都能走出泥沼,走向希望!

17. 一次耗时最长的导管护理

杨金蓉[①] 张 蕾

故事主人公:肿瘤内科护士长

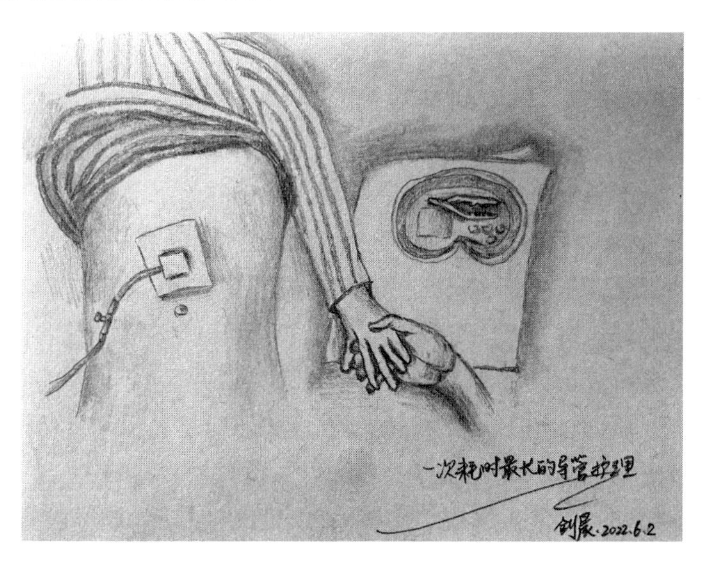

① 本科,毕业于上海交通大学医学院,于 2017 年加入复旦大学附属肿瘤医院闵行分院。专科特长:PICC 维护及肿瘤化疗护理。

蓉蓉，30 岁，曾是我女儿幼儿园的一名老师。之前我女儿上幼儿园的时候我们并不认识，只听说她们学校有个小白老师，也常常听女儿提起过这个小白老师。

我推着治疗车来到蓉蓉床边，给她进行腹腔引流管的换药护理。

我熟练麻利地洗手、戴手套，轻轻地撕开覆盖在她腹部的透明薄膜。

蓉蓉告诉我，她认识我女儿，于是，她开始缓缓讲起了她自己的经历。

“2017 年 12 月，我们幼儿园正在准备接受复验，非常忙碌，那时候我突然察觉到胃口有了变化，吃一点东西就觉得顶胃。复验结束后的第二天，去了国妇婴医院(中国福利会国际和平妇幼保健院)进行检查。没想到结果出人意料，我的左卵巢居然长了一个 28cm 的肿瘤，一直延伸到胃上和腹部的两侧。后来医生很快给我安排了微创手术，做了病理检查，查出是交界性黏液性肿瘤。然后我的病情也好转了，随后两年里复查没有复发的迹象。”

“2020 年 10 月，我的肚子又开始出现腹胀感。于是在妈妈的陪同下，我去瑞金医院复查，看到检查结果，我一下子呆住了：多项肿瘤指标数值比正常值高出了 600 多，查出来左卵巢长了 15cm 的肿瘤……我一下子懵掉了。我又进行了第二次微创手术。那个时候我很害怕医生会把我的卵巢给拿掉！那时，医生真的很好，安慰我‘能不拿就不拿’。手术做完后，冷冻切片和上次的病理结果是一样的‘交界性黏液性’肿瘤。”

“那些日子，我一直休息在家，等待第二次手术病理报告。最后等来的结果是腺癌，3 期。我再一次崩溃了，那是癌症啊！我还要接受第三次手术的折磨，要把卵巢和子宫全部拿掉！我才 30 岁，还没有经历过做妈妈这个过程，我从来没有想过自己会得这种病，我一直哭，像发了疯似的，眼泪怎么也止不住，还有过自杀的念头。”此时，我正夹着棉球擦拭着蓉蓉的腹腔导管。看着她腹部一起一落，听着她微微颤动的鼻音，我渐渐放慢了动作。我感受到了一个同龄人的揪心。我似乎变身成了一个刚刚毕业的新护士，不再有原先的娴熟和麻利。

“蓉蓉，慢慢说，我听着。”我鼓励着蓉蓉。

“家人安慰我，要相信医生，相信现在的医疗技术，医生一定会把你治好，这只是一个小小的病，不算什么大病，做不了妈妈也没什么大不了。”

“2020 年 12 月，我来到了你们肿瘤医院，做了第三次手术，把我的卵巢和子宫全部拿掉了，手术很成功。手术后，主任还给我介绍了殷教授。后来我才知道，殷教授是一名化疗科的权威，她让在这里继续接受化疗。”

“2021 年 1 月，我开始了漫长的化疗路程。我一直以为化疗是一个很痛苦的过程，其实没有我想象得那么恐怖，殷教授团队给我用了一个静脉的化疗药和腹腔的化疗药。在这大半年里我觉得非常开心，因为在这里我结识了很多病友和医生、护士，我们成为了朋友。病友们给我分享了他们的抗癌经历和经验，我开始感悟人生，感悟生命，逐渐地得到启迪和释然。”

我前倾着身体，给她做最后一遍消毒。听着她的哽咽声，我拿棉签的手不禁一颤，感受她此刻的忧伤和无助，我好想给她一个温暖的拥抱，而此刻只能给了她一个鼓励的爱的眼神，然后用棉签点了点她肉肉的小肚子。她揉了揉眼睛，撅了撅她可爱的小嘴巴，接着说。

“经过几次化疗疗程我的肿瘤指标也正常了，腹部里的癌细胞也消失了。在饮食上，除了辣的其他我都能吃，而且一次次的化疗让我的体重也增加了不少！‘能吃是福’这句话一点都没错！”

“现在想想，其实自己还是挺幸运的。有家人一直支持我，单位也很照顾我，遇到的医生都很好，很厉害，护士们也和你一样温暖又体贴。”

“我现在也常常想，作为癌症患者，除了按医生制订的科学的医疗方案，积极配合治疗以外，还要保持开朗豁达，凡事不要太计较，更不能怨天尤人，要善于宽解自己和家人，相互鼓励、体贴和安慰。要学会微笑，善于微笑，用微笑消除恐惧，感染自己、感染别人！”

望着蓉蓉闪着光彩的双眼，我心里想着：这应该是我，做得最慢、耗时最长的一次导管护理了吧！但是，真的好值得。

我轻轻抚平她腹部的敷贴：“蓉蓉，你说得真好。乐观的心态真的很重要。我女儿在家经常提起她的小白老师，说小朋友们都很想念你。”

“我也想我的学校，我的学生们，我的同事们。休息了这么久，还是觉得上班真好啊。等我好了，我一定还要回去上班，和孩子们在一起。”

“早就听女儿说起过，小白老师特别好，皮肤白、人很善良、会唱歌、会梳各种可爱的小辫子，同学们都很喜欢她。这么可爱又出色的老师，小朋友们天天盼着她回去陪他们一起玩、一起做游戏，给女孩们扎辫子、教他们知识……”

在孩子的心里，小白老师是她们的小太阳，而我们，也愿意做你的小太阳，燃起你的健康快乐。

18. 你，才是止痛大军的指挥官

李 琰[①] 张 蕾

故事主人公：肿瘤内科护士长

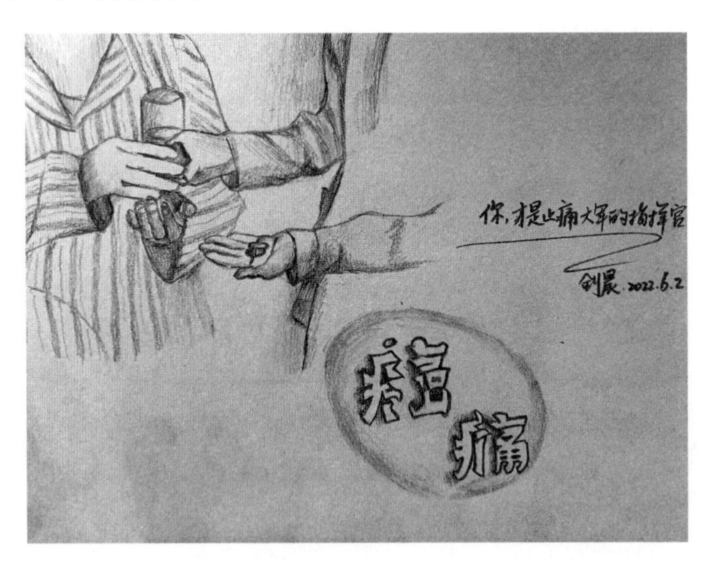

① 本科，毕业于上海中医药大学，2017 年加入复旦大学附属肿瘤医院闵行分院，目前担任肿瘤内科护士长。专科特长：伤口、造口，失禁护理及肿瘤化疗护理。

在病房狭长的走廊里，我来到一间有 4 张床的病房门口。她是一个晚期肺癌患者，36 岁，眼神虚弱，皱着眉头，背靠着一张洁白无瑕的单人床，手里正拿着一部智能手机，透过手机屏幕，正盯着自己看。我拿了一把椅子在她身边坐下，双手放在床沿，微笑地问她，

“嗨，你在看什么呢？”

她抬起头来，嘴角一丝上扬，对我微笑，无助地轻声对我说：“在医院里无聊，只能玩手机来转移注意力。”

“今天还痛吗？今天的疼痛分数，如果满分 10 分，你能给多少分呢？”

她说：“今天大概 6 分吧，整晚都睡不着，很痛，痛得厉害了还会吐，今天只吃了一点午饭。”

“就知道你这两天睡得不好，看起来很累。止痛药都吃了吗？”

“没用的，吃了，好一阵子，它又来了。到时间吃药了，它又不在。这个家伙，总是在戏弄我。”

她继续说：“谁想要这个痛苦呢！我都痛了 3 年了，那是怎样一种煎熬，你知道吗？”

我：“你真的非常坚强。当然，如果你真心想要更高效率的方法来驱赶走疼痛，就一定要时刻记得医生和护士的话，坚持每天按时口服止痛药。按照药物用量、按时服药很重要，不能再像以前那样随随便便停止服药。我知道你担心的是什么，担心以后摆脱不了止痛药，担心会上瘾。”

我拉着她的手：“每次你以为减少剂量或者不吃就能解决问题，但是结果呢？并没有解决问题，而是让你越来越痛，痛到吃不下饭，睡不着觉。”

我拿起她放在床头上的止痛药袋：“止痛药，就好像对抗疼痛的军队。你得先让它们进入身体里，布防、找到敌人、准备战斗，把疼痛一击即溃。而你呢，你是指挥官，有了这支军队，就可以安安心心地吃饭、睡觉，养好自己的免疫后备队。大家都各尽其职，一起作战。你觉得呢？”

她的眼神里依旧透着无助和无奈，但是，她对着我微微点了点头。

“你想想，这三年里，你一路坚强，多少苦、多少痛都挺过来了。现在，你只需要再努力一下。听医生的话，按照医嘱把止痛药按时服下，给自己的身体一个休整。不仅如此，吃了药，好好睡一觉，我们还可以下床走走，看看窗外的好风景，和朋友们聊聊天，多好。和你先前经历的相比，一点也不难啊！”

“我们一起，从今天开始试一试，看看可不可以坚持，按时服药，不放弃。我举手向你保证，止痛药一定是属于你的好军队、好帮手。当然，你也有自己的选择权，

有任何想法,可以告诉我们,我们会及时调整。所以指挥权也在你手上……”

她打断了我的话:“好,我可以的,我想试一试,或许我也可以坚持的!”

看着这位 36 岁肺癌晚期患者脸上的一丝期待希望的微笑,我不禁心中突然有了另外一丝欣慰,温柔地对她说:“以后您如果还有什么困惑和心理顾虑,记得和我们多聊聊,我们一起微笑,一起勇敢面对,好吗?”

她微笑着对我说:“好,谢谢你,用休息的时间来启发我,和你说话,我的心情好多了,今晚我就开始服用止痛药。”

我给她竖起了大拇指。

第二天上班时,我发现她的精神好多了,她主动迎向我,告诉我昨晚睡了四五个小时安稳觉,现在准备吃早餐了。

癌症带来的疼痛已经严重影响并威胁着患者们的生活和治疗。过去,或许我们更多地关注药物。但对于患者而言,她们更需要有人走进他们的内心,带领他们走出黑暗的笼子。换位想想,患者与医护之间的关系应该是平等的,患者与医护之间最重要的就是相互理解、沟通和共同倾听,不再单纯地关心患者的各种疾病。让我们一起走近患者,陪伴患者,倾听患者,了解患者,因为他们身边的小故事真实而感人。也让我们在护理工作上更加游刃有余,护士与患者的人际关系更加和谐!

19. 最后一次陪伴

韩秀丽[1]

故事主人公：肿瘤姑息病区护士长

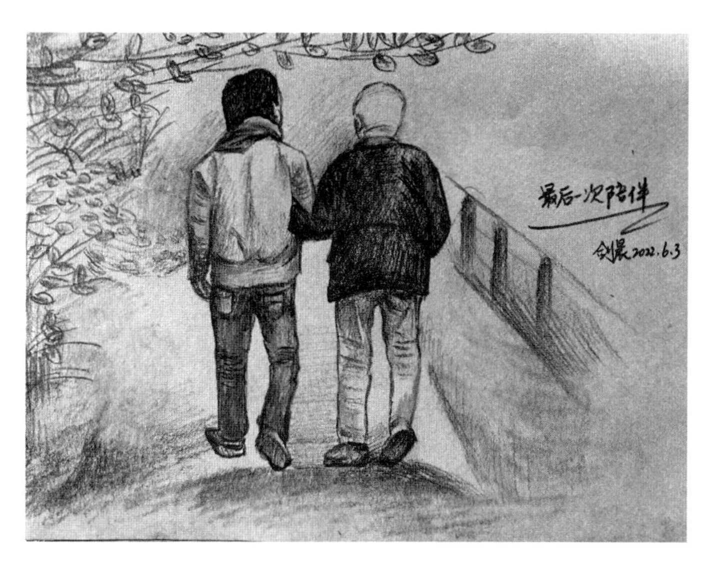

树欲静而风不止，子欲孝而亲不在！对于我们中年人来说，父母渐渐老去，对

① 主管护师，本科，毕业于苏州大学护理系，学士学位。

他们而言，子女的陪伴是晚年最大的幸福和满足，尤其我们病房的一群特殊老人，生命也许会随时戛然而止，而作为子女的，工作和生活都不易，但是能陪伴父母、孝敬父母的日子又剩多少呢？

记一个寂静的夜晚 11:40，中夜班准备床旁交班前的小插曲。

“护士，护士，23 床的老先生不知哪里去了，一直没有回来”，护工魏阿姨气喘吁吁地跑过来，因为这是她照顾的患者，从家属把患者交给她的那一刻起，她的肩上就背负着胜似监护人的使命。可是，她要照顾 3 个重症患者，兴许是太累了，小憩了一会。

隔壁床家属说：“这个老先生轻手轻脚地从床上爬起来，很固执，平时上厕所也不要阿姨扶，所以以为他去上厕所了，没在意，可是过了大概 15 分钟，还是没见他回到床上……”

于是就有了开头的这一幕！

此时此刻，病房里都是已经入睡的患者，不能打扰到他们。我决定和阿姨两个人分头去找。幸运的是，在一个楼梯转角，我看到一个老人手上拿着黑色的背包颤颤巍巍走。我一叫名字，他缓缓地转过身来，他看起来毫发无伤，这让我感觉到无比幸运。

我问：“老先生，这么晚了你手上拿着背包准备去哪里呢？”老先生回答：“我去找我儿子，他怎么不见了？”我回答道：“您儿子不是白天来看过您吗？晚上他请了一个护工阿姨来帮忙照顾您啊。您这样一声不吭地走了，阿姨一直在找您呢！我们先回病房再说好吗？”

老先生神情呆滞地看了我一会，没说话，就由我搀扶着走楼梯上去。

我问：“您知道自己住在几床吗？”老先生支支吾吾道：“我也不知道，我儿子在哪我就在哪……”

听到这句话，我意识到，这个认知功能出现障碍的老先生是那么地依赖儿子，他多么想儿子陪在身边啊！

老人躺到病床上后，我轻声问他：“老先生，您是有什么不舒服吗？我看你在吃止痛药，是不是吃了还痛啊？”

“没有，不痛！”

“那您好好睡觉吧，阿姨就在旁边，有什么事情您就叫她好吗？或者床头铃在这里，您也可以随时揌铃，我会来看您的！”

“我不要阿姨，我也不要你们！……”老先生不停地摇着头重复着这句话，任性得像个小孩。

“那我叫医生来看看您,您有哪里不舒服告诉医生好吗?”

“我也不要,咦,我的背包呢?”说完,老先生准备起身找他的背包。

“您别起来,背包我给您放在椅子上,睡觉拿着背包干什么呀?”

护工阿姨告诉我:“老头什么都会忘记,就是这个背包走到哪都要拿着,连上厕所都拿着,因为里面都是儿子给他买的纸尿裤……” 我彻底明白了,老先生其实没有不舒服,也不是因为无聊出去透透气,他是想着他的儿子来陪伴他。但是这么晚了,我心里总觉得不太合适,我想再和老先生交流一会,看看能不能让他多理解。

“老先生,你知道现在几点了吗? 这么晚了,还不睡觉,您儿子知道了会着急的,会连夜赶过来的。”

他突然两眼放光,接下去很疑惑的眼神看着我:“他会过来吗?”

“当然啦,您儿子对您可上心了。只是今天他在加班,现在也刚刚到家,所以打电话来问了您的情况。他说,今天太晚了,他在家睡几个小时,明天一大早就过来,给您带您喜欢的早饭,然后再赶去单位上班。”

又是一片寂静后,老人默默地脱下了外套,躺到了床上。我替他盖好了被子,关上了壁灯。

老人对子女的感情永远是无私的。但是因为疾病的特殊性,有时候又像小孩一样有点任性……看着老人睁着眼睛倚着枕头的样子,我想还是满足一下他,至少他儿子来了,他也能安心地睡个好觉。

我打了电话给他儿子,简单叙述了一下事情经过,然后说:“可能你明天还要上班,你有你的难处。我在这个岗位,还有阿姨也接手了这份工作,我们有照顾他的职责。但是他好像有点糊涂,走路也颤颤巍巍,我看他之间做过脑补手术,肝功能也不怎么好,今天这个走失的过程让我觉得有点后怕,万一摔跤什么的,后果很严重,你看今晚要不要过来看一下……”

对方没有半点犹豫道:“谢谢你们,麻烦你们再照看一小时左右,我现在过来!”

挂了电话,我来到老先生床边告诉他:“老先生,您儿子今晚就会过来陪您! 您开心吗?”

老人脸上露出了笑容,向我点了点头,没有说话,但我知道这是会心的笑,对我表示感谢的笑容!

大概 40 分钟后,一个中年男人来了,和我大概了解了一下他父亲的情况,就走到了老人的身边,说:“爸,您吃了药还痛吗? 我不是和你说了要乖乖听护士和阿姨的话,我有空会来看您的……”

老先生还是没有说话,一直呆呆地看着儿子,很安静。一会儿工夫他就沉沉地

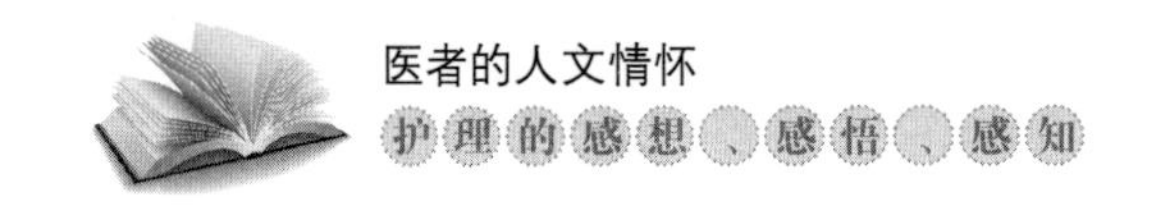

睡着了。一个晚上都很安静，睡得很安心。

第二天，主治医师和主任查房，告知他儿子患者的病情很危重，嗜睡中，也许生命随时会停止……

第三天，老人没有醒来。

然而，也许对老人而言，哪怕他不再醒来，至少在他清醒入眠的那一晚，有最惦念的儿子陪在身旁。对于他的儿子而言，也是没有遗憾的，毕竟这也算陪伴在父亲身边尽到最后一点孝心了。大概半个月后，老人安详离世，在这期间，他一直没有醒来。

在老人睡去前的那一个多小时是多么的神奇啊，这短短的一小时，让一对父子享受了最后的相伴时光。我想，也许，是老人爱子心切，在那有如神助般的夜晚，不忍心让自己的儿子留下任何遗憾吧。

后记：成年人的世界，上有老，下有小，除了工作，我们总想着把最好的陪伴给孩子，却疏忽了含辛茹苦把我们养大的父母，来日其实不方长。真的，所以，我们应该两者兼顾，这样哪怕某一天父母离开我们了，我们也不会有那么多的遗憾，不是吗？

20. 一间夫妻病房

刘晓英[1]

故事主人公:肿瘤姑息病区护士

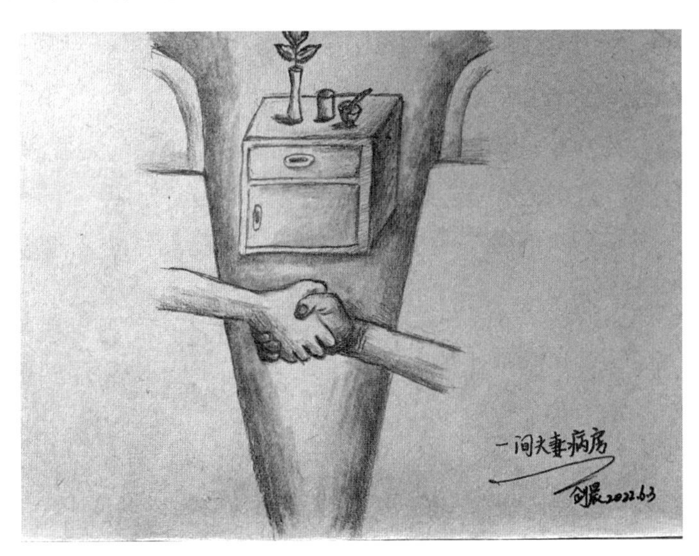

① 毕业于复旦大学,2018 年加入闵行区肿瘤医院,擅长肝胆胰中西医结合科肝胆胰肿瘤护理,中医特色护理。

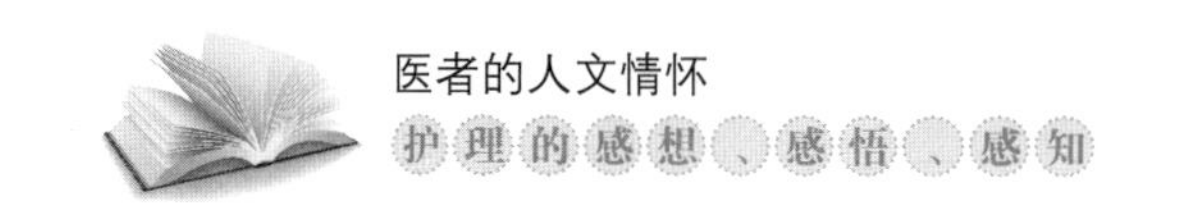

每天，医院挂号大厅里都人头攒动，操着各地口音的人们在每个窗口前排起了长龙。焦急等待的患者、家属和行色匆匆的医生、导诊领药的护士们交织在一起，拥挤不堪；酷夏蒸发出来的汗味和医院特有的消毒水气味混杂在一起，令人头晕目眩。

置身其中，偶尔会想到一句话：“事实上，车站比婚礼现场见证了更多真挚的接吻，医院的墙壁比教堂聆听了更多的祷告。”作为医护工作者，我们每天在医院都会见证很多人间的悲欢离合，这其中不乏有一些令人唏嘘感叹世态炎凉的；但更多的是在人世间相互扶持，共同度过艰难岁月的温情。

今年65岁的黄先生和妻子曹女士是一对普通的农民夫妇，两人育有一子，他们的生活虽不富裕但很美满。在辛苦操劳大半辈子把儿子培养长大，夫妻两人还未来得及享受生活，就先后被诊断出患上了癌症。

起初是丈夫黄先生觉得身体不舒服，经过医生检查确诊患上了肝癌，夫妻俩在听到这个消息后，觉得天都要塌了。但好在黄先生就医及时，可以使用免疫治疗，经过6个疗程的治疗，病情得到控制。

一个星期一的早晨，像往常一样很多患者在办理住院手续。这时，一个熟悉的身影出现在护士台，我顺口喊了一声：“老黄你来了。”老黄有气无力地说：“是的。”老黄小心翼翼地试探道：“护士，你们还有床位吗？”我开玩笑地说：“你不是有床位了吗？难道还想睡两张床吗？”这时只见老黄低着头说不是，话刚说到这就止住了。后来我发现老黄情绪不对，就试探着想了解老黄为什么会这样。话说一半，这不是他的性格。经过沟通，老黄告诉我，他老婆也要住院。老黄的爱人也生病了，需要住院治疗。原来他是在给爱人问床位。

经过和主任沟通，第二天老黄的爱人也顺利住了进来。开始老黄住在18床，他爱人曹女士住在5床。每天两位老人的身影都映入我的眼帘，我在心里默默想着我们应该为两人做点什么。这个时期，病房的床位是很紧张的，这个患者还没走，另一个患者已经在床边等了。

我找到了床位医生，把想法和他沟通。医生也觉得我们应该这么做，于是我们把老两口调成了“室友”。老黄得知这件事后，什么都没说只是默默地给我们鞠了个躬，当他抬起身子时，我看到了老黄的眼眶湿润了。

于是，这间病房里，每天病床前，两个人四目相对静静用餐的场景，让一抹温情在嘈杂的病房中流动起来。

爱人曹女士在接受靶向治疗前，要做肺穿刺活检术进行基因检测，老黄就会守在病床前，为妻子做自己力所能及的事，擦汗、喂水……这个沉默寡言、得了癌症正在住院接受治疗的男人，无微不至地照顾着邻床的妻子。

随着治疗的推进和检查的完善，曹女士的病理结果出来了。曹女士患上了肺癌，虽说是不幸，但曹女士的基因结果显示可以进行靶向治疗。记得有一天，做完治疗，我和老黄聊起他们两个治病的事。老黄是这样说的："小刘我告诉你，其实我也知道我这毛病不好治，听其他病友说肝癌是'癌中之王'，要不是为了多陪老太婆几年，我早就不治了。现在她又生病了，孩子们都有自己的家庭和事业，即便我们的生命走到尽头，我希望我能走在她的后面，这样我就可以多照顾她一些。"

这时我的心里酸酸的，推着治疗车，走出病房，我偷偷地拭去眼角的泪水。

虽然乌云在这个家庭的头顶上盘旋，病痛像是一条鞭子，反复地在两人身上抽打，但这些并没有打倒这家人。老黄和曹女士很快就接受了这个现实，两人决定一起治疗，共同抵御病魔。

七月底的天气还很燥热。肿瘤病房里一如既往地记录着一段段生老病死、喜怒哀乐。但在老黄和曹女士眼中，这一切都是幸福的感知，人生需要的并不是什么大富大贵，一家人和和睦睦、健健康康，共同生活、彼此温暖，就是最大的幸福。爱，可以撕下癌魔狰狞的面容，让癌症不再那么可怕，让抗癌之路不再孤单。

在老黄夫妻身上，我们可以感受到两人之间满满的爱意，也认识到夫妻之间相处的真谛，那就是不离不弃、相互扶持，也让我们感受到，即便是病痛，在家人的陪伴和支持下也能被克服。

21. 做一个传递快乐的人

悦　悦[①]

故事主人公：肿瘤内科护士

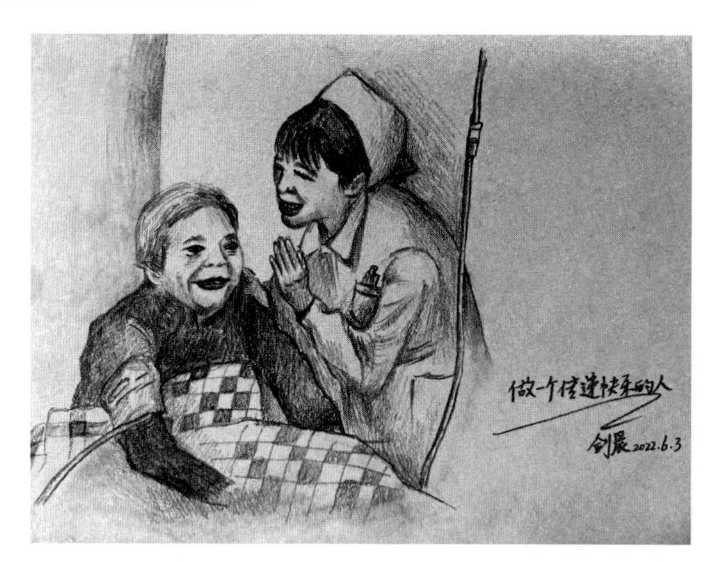

① 毕业于安徽卫生健康职业学院，于 2021 年 5 月加入闵行区肿瘤化疗科。

态度积极，乐观主动，是一切治疗的开始。

自从来到医院工作，见过很多因病情而消极的患者，唯独 46 床的李阿姨给我留下了不一样的感觉，每次见到她都能从她的脸上看到笑容，仿佛病痛不存在一样。这样的人，身上蕴藏的力量，使我感到惊讶，促使我通过文字记录下来，把她的事迹分享给大家，希望把她身上的这份乐观传递下去。

李阿姨在之前也在我们科住过几次院，病情不是特别的好，但是每次去给她做治疗的时候，总是面带微笑地和我对话。

“阿姨，早上好，到了打针的时候了。”我像往常一样礼貌地和阿姨寒暄。

“医生你来了呀，我准备一下。”

“好的，李阿姨我先看看你的恩度泵还有多少?”

“你是说我的‘小炸弹’吗?”

“小炸弹?”当时我愣了一下，没反应过来，阿姨的女儿笑着跟我打趣说，“我妈喜欢把这个泵叫成‘小炸弹’，可爱护着了，晚上睡觉的时候都会把她的‘小炸弹’抱在手里。”此时李阿姨笑得像个孩子一样。

“李阿姨好可爱呀!”

阿姨的女儿在旁边打趣道：“我妈吗? 护士小姐姐你没看见她发脾气的样子，可凶了!”

“我可没有啊!”

就这样一边听着阿姨和她女儿的说笑声，另一边治疗也结束了。

“李阿姨，我们盐水就输上了，您不要自己调节，有什么不舒服就及时按铃呼叫我们。”

“好的，谢谢医生啊!”阿姨脸上绽放着微笑，跟李阿姨道完谢，我就去了其他病房做治疗，老远还能听到李阿姨跟她女儿的打趣声。

李阿姨对我们护士的工作一向很配合，从来没有产生过矛盾。即便是偶尔因为其他的事情稍晚些给阿姨治疗，也没有向我们抱怨过半句。

李阿姨的女儿，也像李阿姨一样，脸上常挂着笑容，喜欢开玩笑，对我们护士态度也很好。

阿姨有时候也会和我，以及病房的其他人说笑，每次走到阿姨所在那间病房都能听到她们的欢笑声，那样子都不像是一个生病住院的患者，更像是马上就要治愈出院的人一样。我惊讶于她的这种心态，在我见过的患者里面，阿姨格外地与众不同。阿姨平时喜欢在走廊散步，每次见到她的时候，都是一种乐观的状态。她不仅自己保持着这样的心态，还在向其他人传递着这样的心态。也许传达到了，也可能

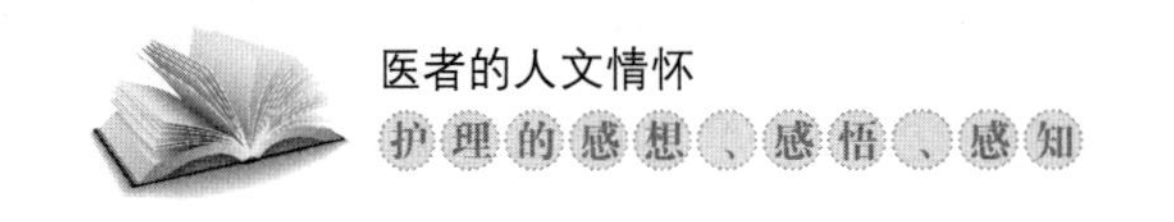

传达不到。

无论如何，阿姨这种积极乐观的状态，都实实在在地影响了一部分人，也影响了我。整个病区都住着肿瘤患者，有时候，压抑的情绪就会不由自主地笼罩在自己心头、笼罩在我们治疗室、甚至笼罩在整个病区上空。每当这个时候我都会深吸一口气，努力回想李阿姨的笑容和笑声。我觉得，李阿姨的样子的确每回都能够帮助我修复自己，然后用最好的情绪去重启工作和生活。

还记得这样一句话：既来之，则安之。如果我们无法选择疾病，那么我们可以选择面对疾病的态度。越坚强，越乐观，越积极面对，希望就越大！

22. 我的闺蜜患者

周雨婷[①]

故事主人公：肿瘤重症病区护士

她，是我的好朋友。我是她的责任护士。

初见

最开始办理入院时。

我说："患者是哪位？"

她笑着对我说："患者就在你面前啊，我就是患者，哈哈，你看不出来吧。"

我稍微有些诧异。年轻的患者见过不少，但是这么乐观活泼的，倒是不怎么多见。

初识

经常早上我交班时，她都在化妆或者照镜子。不得不说，她还是很漂亮的，有时候大家会夸她今天戴的耳钉或者项链好看，她都会很自豪地说："好看吧，我老公

① 毕业于安徽卫生健康职业学院，2020 年 5 月加入闵行区肿瘤医院，先后在特需病房，肿瘤外科工作。

送的。”

一次在我值班时，她突然跑来，喊我快过去，非常激动地对我说：

“周周，你快来看，你喜欢的偶像出来了。”原来是她在看联欢晚会，刚好看到上次我说过喜欢的明星。

于是，我们两个手拉手，傻兮兮地对着屏幕中的偶像乐着。

成为小闺蜜

可能是年龄差距不大，可能是很多相同的喜好，也可能同是巨蟹座的互相吸引，我俩仿佛有很多共同话题，经常在我值班的时候，她会在护士站和我聊天，我忙的时候，她就坐在那里等我，后来，即使是我休息的时候，也常常会来医院陪她说说话，有次我问她，为什么不让家里人来陪着呢，自己一个人住院很多时候还是挺不方便的，她说不想因为自己的原因，打乱了家人原本的生活。我对她说，那下次你有什么需要帮助的就跟我说，反正我住得近，也很方便，她笑着说好。

她常与我说：“哎呀，好想吃火锅，好想吃烤肉啊，周周，下次我请你吃烤肉好吗？我吃过外滩旁边有一家特别好吃。”

我开玩笑地跟她说：“那可不行，我们俩还是护患关系，我可不能让你请我吃饭。”

她说：“那等我好了，我们就不是护患关系了，那时候我们再去吃，反正我肯定会好的。”

我也笑着对她说：“嗯，一定会的。”

每次化疗结束，她都会十分乏力，没有精神，但是她还是那么阳光，依旧笑着说：“没关系，过两天我就好了。”

恶化

后来，她的血小板计数一降再降，医生也尝试了很多方法，似乎都效果不大。

一次夜班巡视病房时，她端坐在床上，我问她怎么不睡觉，她说：“我睡不着，周周你能抱抱我吗？”我拥抱了她一会，也不知是否真的安抚到她，她让我快去休息，自己也要赶紧睡觉了。

分别这几天，她已经不能平躺着睡觉了。氧气和心电监护也已经用上了，她妈妈和老公轮流过来照顾她。她的脸上几乎没有一丝血色。

每次过去看她，她还是笑着对我说："周周，你来了。"

有次在病房听见她妈妈说，本来我们这个年纪应该享清福了，现在还要反过来照顾她，一瞬间，我如鲠在喉，更是心疼她的体贴和阳光。

一天夜班，交接班时，我发现她的精神似乎比前几日好些，说话也没那么喘，还招呼我让我吃草莓。我和她说了几句话便去继续巡病房，一夜安稳地过去了。早上和白班护士交班时，她的氧饱和度突然开始下降，呼吸急促，接班护士立马通知了医生，最后，家属还是放弃了抢救，她老公在病房门口给她父母打电话通知过来见最后一面，我看着她喘不上气，扶着她靠在我肩膀上，帮她顺顺背，慢慢地，她的呼吸开始缓慢，眼睛也渐渐闭上了。

她的遗愿

临别时，她妈妈拉着我说："她前几天说了，如果她不在了，记得带周周去吃我们家边上的外滩烤肉，这是她的遗愿。她说了，这是她和你的约定。"

我的遗憾

我没能完成她的遗愿。因为我和她的约定，是等她好了我们一起去她们家边上的外滩烤肉，她会一直在我的记忆里。

她走了。但是每次想起她，我总是感到温暖。她是我的一个患者，我是她的责任护士。我们是一对好伙伴、好闺蜜。

23. 坚强不起来的特需患者

▍段晓晓

故事主人公:肿瘤内科护士

“护士,你们医院有安乐死吗?给我打一针那种可以没有什么痛苦就走的药水吧。”声音微弱,但字字清晰。

我正埋头在给这位特需病房的患者做治疗的时候,他突然这么问我。我精神立刻高度紧张,整理了他的床旁橱柜,悄悄收走了水果刀,并立即通知家属。

在家属安抚患者的时候,我站在床边,仔仔细细地打量着这位患者。洗到发白的牛仔裤,破旧的汗衫,消瘦的身躯,黝黑的面庞,床头柜上两块发硬的馒头,地上的蛇皮袋布满了补丁。这一切都好像和每天床位费 300 元的特需房间格格不入。那一刻,我有点自责我为什么没有早点发现。

午间休息时,我拒绝了小伙伴的聚餐,再次走进特需病房,和患者、家属聊聊天。

他,50 多岁,膀胱癌腹膜后淋巴结下肢转移,两年前在我们肿瘤院做化疗。前两个疗程化疗后效果非常好,下肢水肿也消退了。正准备进行第三次化疗的前一天,他爱人查出肺癌,家庭的拮据迫使他不得不放弃自己第三个疗程的化疗,在家照顾爱人。

今年端午节,床位医生接到患者电话主诉双下肢又开始水肿,并逐渐加重,走路都有困难。医生决定进行第三个疗程的化疗。由于床位紧张,床位医生安排他

3 天后来办入院，入住普通病房。住院前 2 天，患者出现了小便带血的症状。情况紧急，医生通知患者立刻来办理入院处理病情。入院后，检查发现肾功能明显异常，盆腔肿块压迫尿路，暂时无法进行化疗。床位医生立即帮他联系进行了肾穿刺造瘘。意识到自己病情的严重，患者和家属脸上满布焦虑和恐慌，不停地向床位医生咨询各种问题。

今天是穿刺术后第二天。患者躺在病床上，翻身都不敢。在我们看来习以为常的那根肾穿刺引流导管，于患者而言，却是极其恐惧的。我蹲在患者床边，仔细地给他和家属讲解引流管，扶着他尝试着慢慢抬起上身、半卧位、坐位、下床，演示如何保护好引流管……渐渐地，患者僵硬的肌肉放松下来。我告诉他要坚强，可谁知道这简简单单的三个字，让他红了眼眶。

他反问我："小姑娘，我怎么坚强？老话说'穷苦人生不起富贵病'，可偏偏我和孩他妈都得了这种没得救的病。我们没文化，挣不了钱，勤扒苦做地供养着两个孩子上学，现在负担不起学费不说，两个孩子还要辍学打工给我们治病，你说，我活着干什么?!"

讲句真心话，那一瞬间我不敢直视他的眼睛。我问自己，如果我是他，又是否能足够坚强？在我了解完他家里情况的时候，我只能想象出两个字，"凄惨"！可能在他们眼中，日复一日，年复一年，在无尽的苦海中挣扎，生亦何喜，死亦何哀？

我立即向我们的诊疗护理团队反馈了患者此时的情况。

由于当时患者病情紧急，而普通病房一时间没有床位，只能将患者暂时安排在特需病房。特需病房的费用对于他来讲是无力承受的。下午，经各方协调之下，帮他转入了普通病房。我们联系了水滴筹，进行了众筹。我们联系到了他孩子的学校，咨询了助学贷款的申请流程……一个下午，这些事儿有条不紊地进行着。

他终于答应好好配合治疗。

由于患者肾功能还没有恢复，不能化疗，床位医生便先安排患者回家休养，随时沟通病情，待肾功能恢复后再来住院化疗，这样就能给这个风雨飘摇的家省下很大一部分费用。

患者出院那天，办完手续却久久不愿离开。他满是泪水，握着我们的手直呼感谢，夸赞我们医院善良而又温暖。

我想，我们所做的只是力所能及、微不足道的一点点，但于他们而言，却有了活下去的希望！

24. 保洁师傅让我感动

陈玉婷[①] 李英华

故事主人公:肿瘤外科护士医院工勤人员

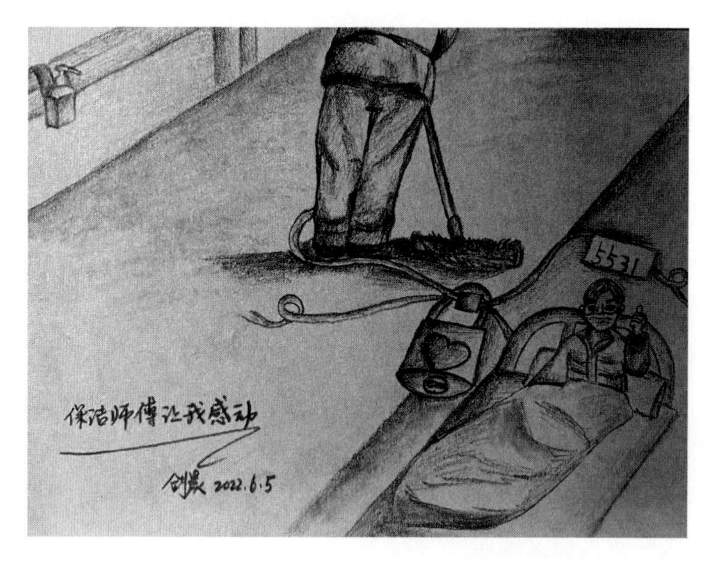

记得有句歌词:“希望还在,明天会好,一息尚存,就别说找不到。”他,63 岁,肿

① 毕业于上海中医药大学,2018 年 11 月加入闵行区肿瘤医院,在 ICU 病房工作。

瘤医院保洁人员，她，62 岁，工勤人员的妻子，罹患乳腺癌、肠癌及胃癌多种癌症。他们用言行见证了这首歌中所唱的。如果不是因家属患肿瘤住院，或许很难对保洁人员有深入的了解，也很难想象他们这种强烈的求生欲和朴素的人生观感染到我们每一个见到此情此景的人。因此，非常希望把这个故事分享给各位朋友。

那天正值午休，一同事给我们提了一句："知道吗，保洁师傅的老婆住进来了，好像是乳腺癌、胃癌、肠癌都有的多元癌，情况蛮严重的，我们后面可能要适当照顾下师傅的精力和情绪，毕竟这种状况下很难保证家属情绪不受影响。"突然的一句话打破了原本的宁静。在场的都是从业多年的护士，见惯了肿瘤患者和患者家属情绪各种变化，包括体验期、怀疑期、恐惧期、幻想期、绝望期及平静期。虽然平时对于患者情绪的变化已经多数是见怪不怪，可由于这位师傅是我们医院的工勤人员，打扫卫生，为患者引导去做检查是他的日常工作，听到这个噩耗我们还是有所顾忌的，也深感惋惜。师傅平时做事情认真，讲话不仅对我们医护人员客气，对患者家属各种要求也都是极为耐心地配合。但阿姨这一病，我们都不知道保洁员师傅是否会有工作情绪影响。

但直到保洁员师傅到我们办公室来清理垃圾时，我才发现生活会把人磨炼成一个坚韧的人。"咚、咚、咚。"还是一如既往地敲门声。"不好意思，打扰你们了，垃圾桶的垃圾要不要倒?"敲门的正是师傅，脸上有点勉强地笑了笑，估计是想用微笑来掩盖自己的内心的伤痛。原本有说有笑的休息室顿时鸦雀无声。"是的，师傅，等下我拿过来给你。"他点点头，接过垃圾袋就转身离开了。他走出几步我才反应过来，说了一声"谢谢"，叔叔怔了一下，又点点头，然后慢慢朝下一个房间走去。

回办公室后，由于心里一直在想保洁师傅的事情，就没有注意到桌子上的水杯，一不小心把水打翻了。我照常想起了师傅，想找师傅帮我收拾打扫一下，仿佛这已经成为了习惯，需要帮忙总是会第一时间想到他，因为不仅仅是我，大家都知道，遇到困难麻烦了师傅总是会第一时间出现来帮忙搞定。

当我找师傅经过病房，看到停在病房门口的清洁车，我想师傅肯定在里面，当我走到房门口时，我听到了里面的抽泣声："你说咋办，花那么多钱，还不一定能治好，以后的日子咋办？我不治了，我不想治了。"我下意识想到这是师傅老婆朱阿姨的病房，心头一紧，没有去打扰他们，透过门的间隙，我看到师傅坐在病床的左侧，身体向前倾斜，左手紧握住朱阿姨的左手，右手用纸巾慢慢地擦去朱阿姨的眼泪："莫哭了，莫哭了，有一点希望咱都得治，医生不是说还挺有希望的嘛！你莫哭了，你别的不要担心，少说话，多休息。"师傅边讲边轻轻地拍拍朱阿姨的手，朱阿姨微微点头，顺从地躺下了。我在师傅的眼中看到的满是怜惜与疼爱，满是不舍，但又不得不去工作的神情。毕竟在他们这样一个普通的家庭里，一个人的劳动力是多么的宝贵。他终究要靠肩膀去支撑起脆弱的她的需要。

正当我在内心感慨时，师傅走出了房间，站在我面前问："小姑娘，你有事?"才缓过神的我默默地说了句没什么，我迅速走回到房间自己的座位上，用抹布擦着刚刚杯子洒出的水，回想起刚刚的场景，体验期、怀疑期、恐惧期、幻想期和绝望期在朱阿姨身上并未适用，可能朱阿姨已经把命运的不公、自身的不幸对师傅说了成百上千遍，也埋怨老天爷上千遍，但跟师傅在一起时，在朱阿姨的心里更多的是感觉对师傅的亏欠，让她觉得自己因为得病拖累了师傅。而师傅，却告诉阿姨，不要担心钱的事，她只需要好好养病，钱他去赚。这种相濡以沫的感情，没有多少华美的语言，但却体现在行动中。她害怕拖累他，他希望她有更多的治疗机会。我承认我被他们这份朴素的感情感动了。

其实在为他们朴素的人生观所感动的同时，我更感叹命运弄人，感叹这世上又多了一个让人听闻心酸的故事，感叹这家生活的艰难。自从他老婆住院后，保洁师傅整个人显得格外的沉重，黝黑的皮肤下是略显苍老疲惫的身影，那一双厚实的双手在那时拿着的不是清洁工具，而是生活的重担。望着他的背影我感叹世事无常命运多舛，原本生活水平并不高的老夫妻俩现在是雪上加霜。即使是这样，他们仍然坚信医生能够有机会去救治她，仍然尽自己所能去拼那一丝生的希望。师傅的工作仍然兢兢业业，脾气平和，他说愿意用自己的所有去搏他老婆多活几年。

师傅就那么一句愿意用自己的所有去搏他老婆多活几年的言语让我深深感动。真正的我爱你，是当你面对困难，面对生命中无法承受之重的时候，我依然在。每个人都会对这世界抱有期待，在平凡的生活中寻找着生的希望，用对生活最大的努力来践行对未来的每一天满怀期待。

25. 爱是陪伴

祝晨倩[①] 张 蕾 薛 峰[②]

故事主人公:放疗科护士、主诊医师

生活是爱的海洋。爱是互相陪伴,陪伴是互相包容。肿瘤医院的病房里时时会出现一对对相濡以沫的夫妻,携手受过艰难而温馨的日子。艰难时,需要我们牵着他们,但因为有了长情的爱与陪伴,他们也总会度过沟壑。

在我分管的病房里就有一对老夫妻,我称他们是“大块头老爷子和小个子老太太”。

老爷子是一米八的大高个,很是魁梧,肺鳞癌晚期。陪着的老太太个子很小,身体又瘦,典型的上海老太太,但是很能干。每次住院来的时候,从走廊的尽头都会听到老太太热情打招呼的声音。每次她都先在轮椅上装着大包小包,把东西送上来,安置妥当了,再下去接老爷子,好让老爷子舒舒服服地直接躺到病床上。我们都觉得,尽管老太太看着瘦弱,但是对老爷子真的是细致入微。

老爷子从今年开始接受抗血管生成药物恩度联合 PD-1 免疫治疗。三周来住院一次,每次住院治疗半个月。那一天,我见老太太心情沮丧地站在病房门口,

---

① 护师,毕业于中国医科大学,2011 年参加工作,2017 年担任化疗科带教。

② 副主任医师,上海市闵行区肿瘤医院放疗科副主任医师,上海市抗癌协会脑转移瘤专业委员会会员,中国抗癌协会临床肿瘤学协作专业委员会(CSCO)会员,全国放射肿瘤治疗学学术会议(CSTRO)会员,上海分子靶向与免疫治疗专委会员。

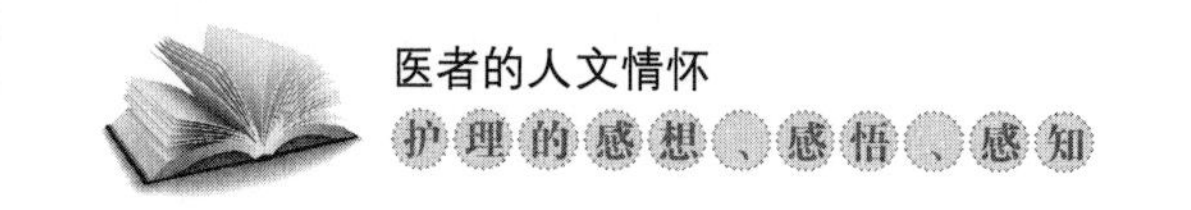

还偷偷地在抹眼泪。平常老太太一向都很开朗很乐观的。

“阿姨，你怎么了，怎么闷闷不乐的？”

“哎，老头子全身痒得难受，跟我发脾气，饭也不吃，药膏也不涂，我这么多年天天好吃好喝地伺候他，吃药生病不舒服还得连哄带骗地哄着他，他一发脾气还让我滚，你说气人啦，说的话真叫人寒心。”

这次住院，老爷子的全身皮肤都是红红的，伴有大量抓痕，双下肢有散在的水疮。住院前，他已经接受了3次卡瑞利珠单抗（艾瑞卡）的PD－1免疫治疗。结合老爷子的症状，评估结果是他发生了使用PD－1免疫治疗后的Ⅲ°免疫性皮炎。所以这次住院，医生暂停使用卡瑞利珠单抗（艾瑞卡），先治疗免疫性皮炎，待免疫性皮炎好转后再进行免疫治疗。万一患者发生了Ⅳ°免疫性皮炎就意味着他必须终止免疫治疗了。因此，老爷子入院第一天医生就开了新曲樟乳膏外涂＋甲泼尼龙静脉用药。

我拍拍老太太单薄的脊背：“阿姨，不伤心，老爷子生病这么多年，都是你在照顾他，你的不容易我们都看在眼里的，待会儿我去说说他。”

我走进病房：“哟，老爷子，今天阿姨给你准备的饭菜很丰盛嘛，怎么不好好吃饭呀？”

“吃什么吃，身上痒得要死要活的，山珍海味都吃不下。”

“那你药膏涂了没有，总归有个慢慢的过程的。”

“不涂不涂，一点用都没有，还麻烦得很，烦死人了，我看根本就没有作用。”

“来，现在到涂药的时间了，您把老太太气走了，现在只能您自己涂了。您看您家老太太，这么小个子，带着您这个比她大2倍的块头，多不容易啊！您这个皮肤就是用了免疫药物以后的皮肤反应。咱们得积极接受治疗，皮肤一旦好了，就可以用抗肿瘤药啦。”

老爷子不情不愿地用手指蘸了几下药膏，朝着腿上扫了几下：“就刚涂那会儿有点用，一会儿又没用了，这药也不灵啊，指望不上啊。”

“老爷子，来，今天我给您试试。”接过满满一支药膏，我轻轻地给老爷子涂，避开水泡、避开抓伤，皮肤皱褶也要细细地抹均匀。

老爷子闭着眼睛，对我不理不睬，但倒也听话地任我涂药膏。

“药膏涂上去以后，要让它稍微吸收一会儿，然后涂第二遍。第二次要比第一次涂得厚一点。您这个算Ⅲ°皮肤反应了，要涂得厚一点，而且涂的范围要大一点。痒的时候不要用手抓，抓破了会引起感染的。这几天辛辣的东西不要吃。注意保暖，好好休息。还有，千万别发脾气了。把老太太气走了，谁来照顾你呀，把她气伤了,你舍得吗!"

第二天一早,老爷子一见到我就兴奋地拉着我:"小祝,你太厉害了。昨天你给我上的药,直到今天,我都还觉得很舒服。你看我皮肤上疙瘩也小了,也不是一整片的。你是咋弄的?我看着还是这支药膏嘛,怎么你涂的效果和我不一样呢?太神奇了!"

我笑嘻嘻地说:"是吧,这药还是管用的吧。您看看这支药膏,已经用了3天了,昨天我一看还是满满一支。您这大高个儿,体表面积大呀,用这么一点点药膏怎么够呢!昨天您自己涂的时候,一点儿都不认真,随随便便刷几下,药量少,也不均匀,您说怎么够呢?我昨天给您涂药可是仔仔细细的,按照我说的,均匀地在皮肤上涂上两层。您再看看现在这支药膏,就剩半支了吧,所以啊,不是药的问题哈。"

老爷子嘿嘿地笑着:"对的对的,你说的对的。谢谢你啊,昨天我心情不好,语气有点差,你可不要记仇啊。到底还是你们护士厉害,涂个药膏原来也这么多讲究,也怪我没有好好听你们说。"

"老爷子,我们当然不会记仇,知道您难受。下次有不舒服跟我们说,我们会给您更专业的指导,可别对老太太乱发脾气了。老太太陪着您多不容易啊。"

"是呀是呀,要不是有老太婆,我早拜拜几百回了,我自己检讨。"

病房里其他患者都被老王逗笑了……

出院时,老爷子的皮炎恢复得很好。医生帮他预约了3周后再次住院接受免疫治疗。

其实病房里每天都会遇到形形色色的人,每个家庭都有不同的故事在发生,我们有时候都默默地在感叹,生病了,不舒服了,陪你最多的还是自己的老伴,老伴老伴,老来相伴。大块头老爷子和小个子老太太的身影,每个月还会在我们病房里出现,他们依旧相互扶持、相濡以沫,也会有磕磕绊绊。我们也会每次在他们笑的时候给个大拇指点赞,在他们忧愁悲伤时温情安抚。爱,需要陪伴,我们也会一直陪伴着他们。

26. 你陪我长大，我陪你变老

余梦倩①

故事主人公：手术室护士

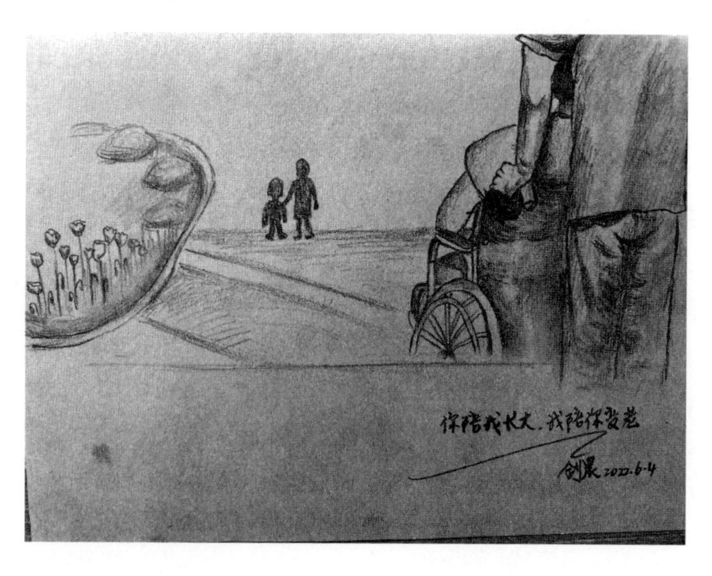

我曾经在抖音上刷到这样一段视频：96 岁爷爷载着他 63 岁身患癌症的儿子，

① 护师，本科，毕业于中国医科大学，2016 年 6 月参加工作，2021 年担任手术室带教。

去医院做检查。因为在经过学校区域时超速而被带上法庭。法官了解情况后，替爷爷解围，并且撤销了他的罚单。

在评论区里，和视频中的那位法官一样，都对这位高龄老人满怀敬意。作为一名肿瘤医院的护士，我也同样被深深感动着，脑海里也不时飘过一些记忆犹新的老人们。

新冠疫情第三年了，今年上海的冬天特别冷。那一天我值班，坚守在医院分诊台岗位，做好出入医院的人员管理。冬日的傍晚总是比别的季节天黑得早一些。一位头发花白的奶奶兴冲冲地向我跑过来。

“妹妹，妹妹，我是家属，已经办好出院了，叫好救护车了，但要排二十几个人才能轮到我们，我女儿饿了让我去门口给她买点吃的，待会儿还能进来吗？”

“可以的，你去吧。”

话音刚落，奶奶急着跑出去了……过了半小时，这位奶奶推着嚼着手抓饼的女儿到了分诊台。从谈话中了解到，这位奶奶已经85岁了，生病的是她的独生女儿，今年60岁。女儿由于年轻的时候工伤导致腿脚有轻微残疾，以至于到现在都未出嫁。聊天聊到一半，一个电话打断了我们，原来是奶奶的老伴打来询问奶奶怎么这么久还没回家，奶奶耐心地解释：嘱咐老伴家里有面包你先吃，女儿已经刚刚吃饱了，我回家后随便吃点就好了，你不用担心我们。电话挂断之后，奶奶告诉我，家里的老伴也卧病在床，也需要她照顾。字里行间，奶奶都不曾有过一丝丝的难过与气馁。

她开玩笑地说：“人家养儿都是防老的，我年纪这么大还要照顾小的，谁让我只有这一个女儿呢。太宝贝了！我照顾得动照顾一天是一天，如果哪天照顾不动了，那我们就一起去养老院。”

此时，保安过来了，奶奶马上起身说：“你坐你坐，你们上班辛苦。”保安说“没事的，你年纪大你坐着吧。”就在这个时候，门口进来一个送锦旗的家属，奶奶就问我“写感谢信，你们可以收到吗？你们医院真的很好，已经两次救我女儿的命了，之前她在家都已经昏迷过去了，到医院查了以后才知道原来是脑子里面长了个瘤，别的医院的医生跟我说孩子想吃啥就给她买点吃的，多陪陪她，情况不是很好。我孩子跟我说，妈你不要不舍得了。我心想活着的时候就对她好点，毕竟只有这一个女儿。”

听完奶奶的这番话，我陷入了沉思：人们常常说人生最悲哀的事情莫过于白发人送黑发人，但是“病魔”从来都不会受限于年龄，越来越多的疾病都呈现年轻化的趋势。以前“养儿防老”的观念现在已经不再受用，更多的是父母从孩子呱呱坠地开始就围绕着孩子，担心孩子有没有吃饱，担心孩子有没有穿暖，担心孩子有没有受欺负，担心孩子会不会生病……就在日复一日的关心与担心下，孩子不知不觉地长大了，父母也渐渐两鬓斑白，步入中年……老年。曾几何时，希望自己能长大得慢一点，再慢一点，这样父母也能老得慢一些，再慢一些……

27. 陪伴，让她再次坚强

肖　玉[①]

故事主人公：肿瘤姑息病区护士

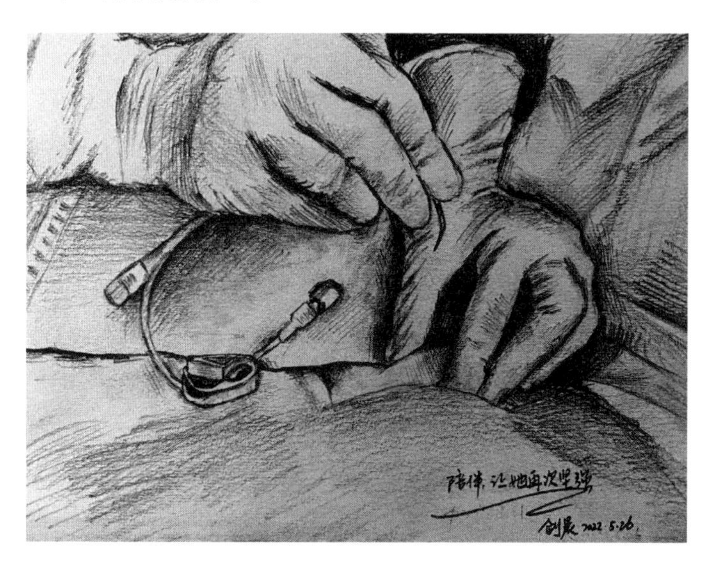

余华在《活着》中说到“人是为活着本身而活着”。在这个世界上没有任何事情

① 主管护师，本科，毕业于中国医科大学，2005 年 8 月参加工作，2016 年担任肝胆胰中西结合科带教。

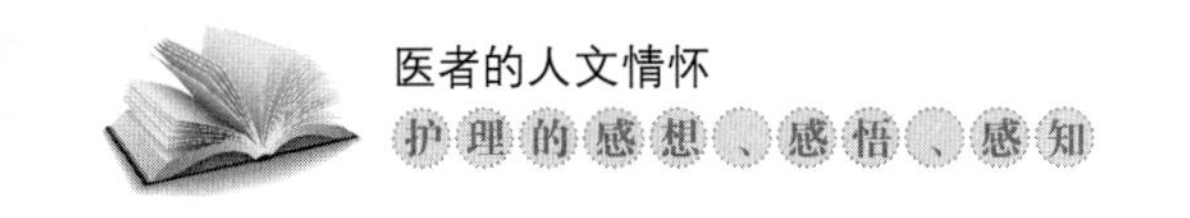

比活着更加美好，也没有任何事情比活着更加艰难了。但只要有我们爱的人陪伴着，什么都值得。

我工作在肿瘤医院的中西医结合科，收治的大多是姑息治疗的患者。“崔阿姨”，70 岁，护士们都亲切地这么称呼她，她是一位直肠癌术后多年，肺、脑转移化疗的“抗癌英雄”。崔阿姨是一个非常开朗的人，反反复复在我们病区住院，和大家都很熟。我们都知道，崔阿姨每次来住院都是一个人，化疗一结束就急急地催着医生护士们办理出院。恨不得马上回家，一刻都不想在医院待了。崔阿姨经常说：住院治疗只是她生活的一部分，她还有好多事儿要干呢。于是，崔阿姨积极的生活态度常常被用来激励病友们。

可是，这次住院和以往不同。崔阿姨从住院开始就没精打采，不爱和人说话，整天靠在床上。化疗结束了，她不再急急地询问出院时间；出院医嘱下达后，她也不急着去办理出院手续.

我试探性地问崔阿姨：“您这次化疗结束怎么不着急出院啦?”崔阿姨说：“不急了，反正也没有啥用了。”我心里默默地对自己说，这不是崔阿姨的风格啊?

“挺没意思的。”崔阿姨继续悠悠地说，“这次入院检查，主任说了已经有肺转移、脑转移、腰椎转移。我最终还是被癌症打败了。真的挺没意思的。化疗这条路太艰辛了，我自己一个人太累了。”

看着崔阿姨无神的眼神，我脑海里闪过的都是她以往的样子。崔阿姨虽然身患癌症，但她对生命充满了热情。住院接受化疗，尽管忍受着疼痛、恶心、眩晕，但她总会在午间和我们一起绘声绘色地讲述她是如何自己研究尝试制作面膜、如何用黑米熬制做成染发膏，她对着镜子兴奋地向我们展示她皮肤和头发。她告诉我，每次化疗出院后，她总要在家熬上 7 天，那些日子里她就和猫咪一起静静地度过，耐心等待着不良反应如同抽丝剥茧一般从身体里散去。然后，她就满怀希望地打电话让儿子来看他。

“崔阿姨，要不，今天还是让您儿子来接您出院吧。”

“不了，我不想让他看见我这个样子。帮不上孩子什么忙，也不想给他们添麻烦。孩子很辛苦的，不容易。”崔阿姨拒绝道。

替崔阿姨盖好被子，轻轻地关上病房的门。我还是拨通了崔阿姨儿子的电话。“您好，我们这边需要您来一次，有一个患者家属教育的课程需要您参加，您看您什么时间方便都行，下班后来也可以，我等您来。顺便您也可以接崔阿姨出院。”

晚上 8 点，崔阿姨的儿子来了。坐在崔阿姨的床边，我打开患教图册，指着崔阿姨胸口的输液港，给崔阿姨和他儿子讲解：

“输液港是经外周穿刺静脉置管，是利用导管通过锁骨下静脉颈内静脉进入上腔静脉的导管…… ”

“不输液的时候，一定要记得 28 天来医院的护理门诊维护一次…… ”

“如果当时在输液期间，每隔 7 天更换一次针头，您和家属需要注意的是…… ”

“带着输液港，平时虽然洗澡做饭干简单家务都不受影响，但是为保证安全，有些动作是不能做的，比如…… ”

“崔阿姨在家时，还是需要有运动，但是有一些不能尝试的，像您喜欢游泳、打球……”

“家里有一些日用品需要调整一下，比如热水瓶、米缸、调料瓶的摆放位置、拖把最好改成…… ”

“最关键的是要学会观察输液港的异常状况。例如，皮肤发红、痒、耳朵听见异常的声音…… ”

我仔细地讲着，他认真地听着，不时地点点头，用笔记着。崔阿姨眼睛水盈盈地盯着儿子。

“原来我妈妈装了一个输液港，还有那么多需要注意的事情啊，老妈真不容易啊！我实在是关心得不够。”

“没事，没事，有啥问题，就打电话给护士长，她们很耐心的。”

“对啊，对啊，虽然说崔阿姨很能干、很坚强，但是毕竟阿姨记不住那么多、想不了那么全，咱们做晚辈的，尽可能地多多关注一下。崔阿姨很体谅你，不过，我觉我们可以一起把崔阿姨安排得更妥帖一点，我们也可以安心一点。”

出院时，崔阿姨满脸的欣慰，眼睛里满是感动：“小肖啊，你真厉害！以后阿姨再也不会想不开了，我要坚强努力地活着，我也要看着我的孙子结婚生子，我们要四世同堂。”

后来崔阿姨每次来化疗都能看到她儿子忙前忙后的身影。崔阿姨又回到原来的那个样子，和我们各种聊天、急急忙忙催着医生开出院单、匆匆地收拾着行李。不同的就是，每次都是挽着儿子乐呵呵地走出医院。

用崔阿姨的一句话来结尾：人活着是因为活着本身就是希望，没有比活着更艰难的事，也没有比活着更美好的事，因为我们有太多爱我们的人，也有太多我们爱的人。

28. “坚强”的李阿姨

张　燕①

故事主人公：静疗护理门诊护士

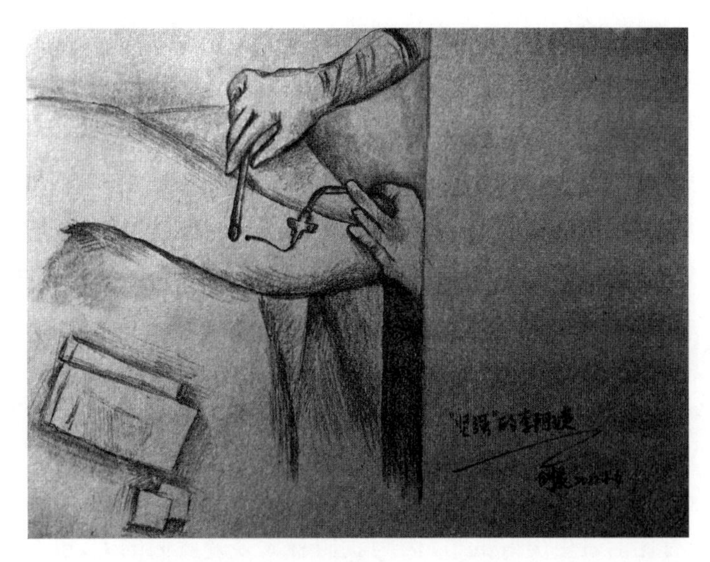

曾经有一位名人说过：命运把我投进黑暗，但不能遏制我走向光明的心。作为

① 护士，本科，毕业于上海复旦大学，2019 年进入闵行区肿瘤医院工作，现担任门诊带教。

一名护士，看着患者承受着病魔的折磨，生死也许就在刹那间，偶尔会觉得生命太脆弱，也很虚幻。但更多的时候，我会被他们身上那种对生命的尊重，对病魔的反抗的精神所打动，他们是一群生活在黑暗里但是努力走向光明的人。

李阿姨是一位宫颈癌晚期患者，是我们门诊的老患者了，经常在日间病房以顺铂、紫杉醇化疗。因有留置 PICC 管，也会时常来我们 PICC 门诊做维护。就这样一来二去我们也很熟悉了。一天，她在走廊叫住了匆匆走路的我，笑眯眯地说：“双胞胎妈妈，今天又是你轮班啊，等会儿我来换个‘手机贴膜’啊！”李阿姨打趣道。一听这话我也笑了，这李阿姨就是个坚强又开朗的人。虽然身患癌症，但你从她身上丝毫感受不到癌症患者通常有的忧虑和绝望，反而是一股生机勃勃的阳光味。于是我也和她玩笑了一下：“阿姨，相信我，咱的贴膜技术是杠杠的，保证你开心而来，满意而归！”

我们边笑着，边走进诊室。正准备换膜，李阿姨突然发出一声长叹：“哎！这两天我的白细胞值和血小板值又都低了，打了好多针了，还没有升上来，你说怎么办呀？”

“不用太着急，李阿姨，化疗后骨髓抑制明显，虽然白细胞被打下去了，但癌细胞也会被打得不能抬头啊，这种情况很常见，我们见过很多比您白细胞更低的呢，所以不用担心，还有升白针和我们支撑着您呢！况且，您心态这么好，人又这么和蔼可亲，老天照顾着你呢，放宽心吧，会好的！”

身为专科护士的我，知道医学的一个个数据是精准甚至冷酷的，但是我更知道患者的心是需要温暖和包容的。是啊！“常常去帮助，总是去安慰”，我是真心希望她能好，能更好，更坚强。

“嗯，你说得对，我一定要过得好好的，我还要送我的小孙女上学呢！”

她的眼神充满坚定，虽然我早已发现她眼角泛起的泪花。随即，她拿起手机给我看她小孙女的照片，又是亲昵，又是疼爱的样子，此刻的幸福笼罩着她的全身。

“对，送完幼儿园送小学，送完小学送初中，咱们过了初一过十五，过了劳动节再过国庆……”李阿姨一边看着孙女的照片，一边给自己打气。

“嗯，希望下次再见到你的时候，你的癌细胞就清零了，复查的结果都是完好的！”

“希望如此，我相信我一定能够做到的，我现在还不能死呢……”随着那声长长的“呢”声，空气中弥漫着一阵沉寂。她耷拉着头，侧身过去，不想让我看见她那张满是泪珠、苍白而又泛红的脸颊。我知道，再坚强的人也有内心脆弱的一面，更何况是一个癌症患者，她们的心理防线就像时刻悬着的那柄达摩克里斯之剑一样，说崩就崩。

“怎么啦呀！这咋还越来越伤心了呢？是你家儿媳妇对你不好？还是你那宝贝小孙女，调皮捣蛋惹你生气了？”我小声试探性地问，“我儿媳妇也查出了乳腺癌！”她喃喃地道。

“你说我反正年纪大了，我倒了也不怕了，真的，人都有死的那一天，可是你说，我的小孙女那么小，如果没有妈妈的话，她该怎么办，孩子没有妈妈多可怜！我儿子该怎么办啊？”

听闻这些，此时的我也一时怔住了，我知道此时任何的话语都是那么的苍白无力，静静地陪伴和聆听也许是最好的选择。作为母亲的我，作为医者的我，我能够切身体会到她内心最深处的那份黯然和绝望！

不知过了多少时间，看着她慢慢平和了情绪，我微笑着说：“阿姨，您看哈，您自己也算是个抗癌英雄了，那么多年您也一直那么坚强、乐观。您儿媳妇年轻，身体素质比你强多了，只要咱们多给她鼓鼓劲儿，她也会像您一样，甚至比您恢复得好。何况，咱们肿瘤医院的乳腺癌 5 年总生存率 92.5%，10 年总生存率 83%了呢。你要对我们医生有信心，人的内心有了信心和勇气，免疫力就会提高，这样病魔才会被打败！”

“是的呀，现在科学这么发达，我相信我和媳妇一定都可以治愈，我可要好好治疗，自己吓自己可不行！”李阿姨说，“谢谢你，双胞胎妈妈！”

很快，“手机贴膜”换好了，身边的李阿姨也站起身，整理了下衣裳。此时的她显得异常地轻松。

“果然换膜手艺杠杠啊，还谢谢你听我唠叨这么多！”那熟悉而又爽朗的声音又响起，我也笑着看她迈着轻快的步伐离去。

一道阳光射进走廊的地板，衬着那道背影，那幅画面很感人。生命是脆弱的，生命是坚强的。我默默念着：李阿姨，加油！

29. 我们有一双托住绿叶的手

刘晓薇[①]　莫晓晨

故事主人公:放疗科护士

人这一生,似乎总离不开苦难——病痛、贫困、家业的败落以及生死离别。我们仿佛成了尚未成熟的小树苗,在风中颤抖,在雨中低头,却仍瑟瑟站立,苦中散发着清香。都说医院能够看尽世间百态,而我,有幸成为了纵览这百态的一员,一名肿瘤放疗科护士。

而我这次要分享的叙事案例是一位跟我年纪相仿的女生,她身高一米六五左右,由于是同龄人,所以对她有种特别亲切的感觉,称她为小李。

小李是宫颈癌术后来我院进行放射治疗的一位患者,由于手术的原因,入院时,她携带了一根留置导尿管。办理入院的时候,感觉小李情绪很低落,询问她导尿管有何不适症状时,她显得有点烦躁。见此情况,我便拉起了床旁隔离帘,轻声地问道:"小李,怎么了?是不是导尿管带在身上,很不舒服?你有什么问题,可以和我述说一下吗?看看我能不能帮你解决?"

还没有等我把话说完,小李眼泪啪啦啪啦地掉了下来,哽咽道:"这根导尿管烦死了,拔都拔不掉。昨天去××医院第二次拔导尿管还是没成功,残余尿还有

① 护士,本科,毕业于中医药大学护理系,在放射治疗护理方面有多年的临床经验;擅长放疗后皮肤的全程护理、放疗后的功能康复管理。

200ml,烦死了,插在身上,尿道口好难受;走出去,人家都会用异样的眼神看我,我现在都不敢出门。”

我一只手抚摸小李的肩膀,一只手去拿导尿管查看,发现尿液有点浑浊,导管处的开关也没有夹管:“小李,你平时喝水喝得不多吧? 这个开关一直没有关过吗?”小李惊讶地问我:“晓薇,你怎么知道我平时不太喝水? 这个开关,当时出院的时候医生和护士好像是和我讲过要记得夹管。但出院后,由于刀口疼痛,怕夹管小腹鼓起加重伤口疼痛,就迟迟没有夹管,时间长了把这个事儿给忘记了。”我对她说:“让我看看你的伤口。”

“你的伤口恢复得很好,接下来我们的重点是进行盆底肌训练,我会指导你进行锻炼,你要配合我,我们一起努力,争取下次拔管成功,好不好?”

小李:“嗯,好的,我会配合你的,只要能成功拔掉。”

第二天,我带了科室的《盆底肌康复保健手册》来到小李床边:

“小李,这是理论知识哦!”我开玩笑地和她说道:“我们先要知道,为什么要进行盆底肌锻炼,怎么锻炼? 这个手册里面有很详细的说明,还有配图;我会指导你初级的锻炼,但平时你也要自己锻炼,单凭我每天 20 分钟的指导是不够的哦!”

小李迫不及待地说道:“晓薇,现在就开始吧? 我有点等不及了。”“小李,由于你前面都没有进行任何锻炼,你的膀胱和肌肉群都处于松弛状态,所以我们先从初级开始。你现在床上躺平,全身放松,今天我们就从腹式呼吸开始。”

刚开始,由于小李心里比较急切,腹式呼吸和胸式呼吸总会混淆,动作不到位:“小李,我们不可以过于急切哦,我们的锻炼要循序渐进,我现在把手放在你的小腹上,你把气吸到肚子里,让你的小腹来顶我的手掌,我们来试试看。”

渐渐的,按照我的方式方法,小李慢慢地找到了感觉。在“宫”主日记本里,她每天记录着她的锻炼心得和感受,对她来说,也是一种情感的表达。

接下来的日子里,我每天都会指导小李进行盆底肌训练,由腹式呼吸过度到盆底肌爆发式训练、盆底肌耐力训练、盆底内收肌联动训练。经过一整套盆底肌初级操的训练,小李盆底肌慢慢恢复了紧致回缩功能,小腹也有了尿意。

经过 3 周的训练,医生下达了拔尿管的医嘱,我戴着手套来到她病床边告诉她这件事,她既兴奋又紧张:“晓薇,你觉得我这次能成功吗?”

“你不要紧张,要相信自己,现在导尿管拔掉了,要多喝水,多走动,心态一定要放松! 加油!”她一脸坚定地看着我向我点头。

下午三点钟的时候,我看到她兴冲冲地跑到护士台:“晓薇! B 超检查显示残余尿只有 30ml,我拔掉了!”

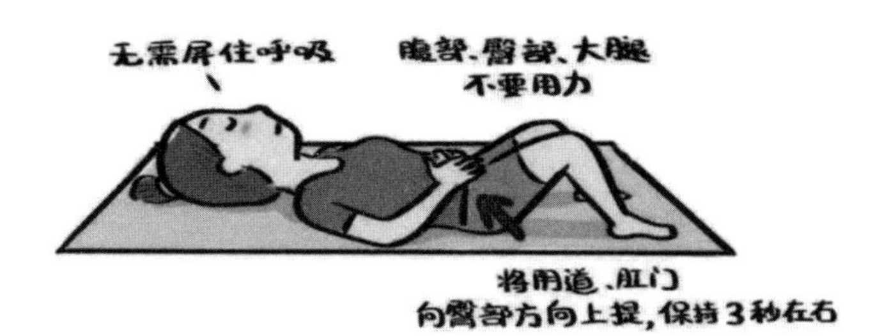

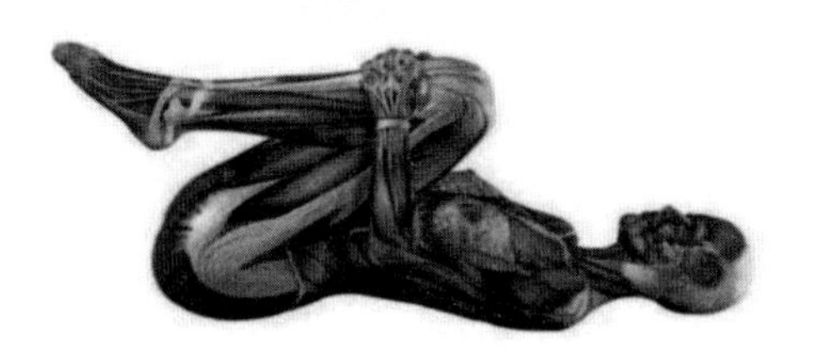

“太好了！你真的很棒，这些日子，你不仅勇敢地面对放化疗，还能够坚持着跟着我们做宫主训练。今天的成绩都是你的勇敢和坚持换来的。”我边说边向她击掌！

后面的日子里，为了更好地做到术后盆底肌的恢复，我们一起进行了保健操的中级和高级训练。她脸上的笑容越来越多，每天见到我们都会微笑着跟我们打招呼。而我看到她变得如此自信和快乐，心里都会默默地感到欣慰，也更加能够体会到李云海主任曾在交班时说过的一段话：“这个世界上所有人都像是树上的叶子，我们每个人都由绿叶变成黄叶而坠落，患者是被一场大风吹下来的绿叶，而我们医务人员是托住绿叶的手……”

30. 我想吃顿饺子

肖林霞[1]

故事主人公:放疗科护士

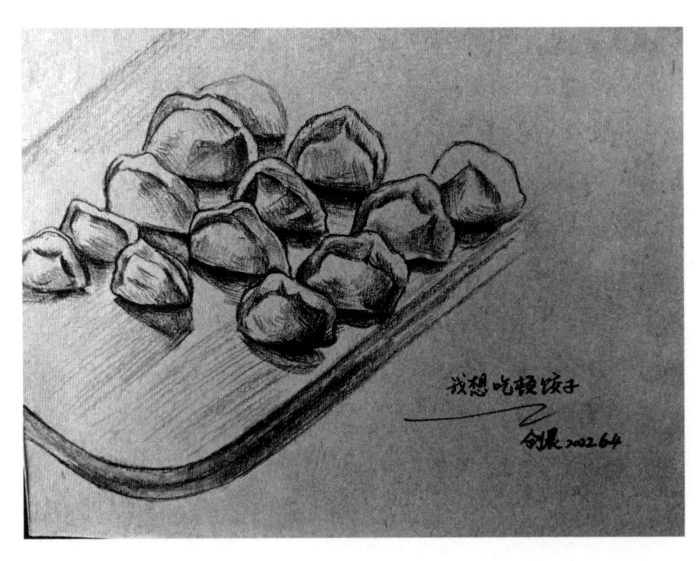

在疫情期间,医院病房仍实行全封闭的管理,67 岁的郑阿姨住进了放疗科,一

① 护师,本科,毕业于中国医科大学护理系,2017 年 2 月加入闵行区肿瘤医院放疗科工作至今。

米五的个子拎着两个大包袱走进病房，也许是宫颈癌术后没多久，整个人看着颤颤巍巍的。

“阿姨，你好，我今天是您的责任护士肖林霞，您也可以叫我小肖，我现在为您办住院手续，请您跟我来。您的包袱我帮你拎着。”看着阿姨柔弱的身躯，我不禁想帮忙。刚准备帮阿姨拎着包袱。阿姨就挡了回来，笑着说：“没事没事，小肖，这点东西，我可以拎着的，不要把我当做患者来看。”

“好的好的，郑阿姨，您就住这床，有什么事情，你可以随时找我。您这次入院就要开始做放疗和化疗了，如果有不舒服的，一定告诉我，千万别硬撑着啊！”看着阿姨这样坚持，我还是忍不住多说了几句。

“郑阿姨，您有家属吗？毕竟您已经过了 60 岁了，而且你刚做完手术没多久，身体还很虚弱的，如果有人家属陪着，也会安全点”。

“小肖，我家老头子身体也不好，阿姨就一个姑娘，她还要照顾孩子，阿姨一个人可以的，你放心，我会处处小心的。”

“好吧，那您小心点，毕竟年纪大了，有什么事情您可以找我们帮忙。”过了几天，正逢大年夜，好多患者都陆陆续续出院了。傍晚时分，郑阿姨走过来说：“小肖，我能请你帮个忙吗？”

“可以啊，郑阿姨，你怎么了，有什么事情我可以帮忙，您尽管说。”

郑阿姨：“小肖啊，今天是大年三十，我想吃顿饺子，可是阿姨出不去，手机又用不来，你能帮我买份饺子吗？”

看着阿姨期待的眼神，我说：“可以啊，郑阿姨您这是怎么了？不是刚吃了晚饭，怎么又想吃饺子啦，何况您还有糖尿病，再吃饺子的话，您的血糖又高起来了啊。”

“阿姨就吃几个，今天过节，意思意思。”郑阿姨一脸期盼地说道。

“好吧，郑阿姨，只能吃几个啊，不然您的血糖真的高了哦。”我拿出手机给郑阿姨点了一份猪肉馅的饺子。不一会，外卖员就把饺子送过来了。

我轻轻地敲开郑阿姨病房的房门：“郑阿姨，您的饺子来了。”我笑着说道。

阿姨接过饺子，说道：“这么快就来了，现在的人们可真幸福，不用出门，就能吃到热腾腾的饺子，小肖，你吃了吗？阿姨这些吃不掉，咱们一起吃吧。”说完就把饺子分成了两份。我急忙说道：“阿姨，不用不用，我有晚饭，您吃您吃。”

“小肖，你拿着，我相信你们，把你们当成我的家人对待，这是我的小小心意。”

看着郑阿姨的热情，我知道我是拒绝不了了。

郑阿姨笑着夹起一个饺子说道：“小肖，你看这个饺子像什么？是不是像人的耳朵，我的妈妈说，吃饺子的寓意就是将自己的耳朵咬到嘴里，这样耳朵贴着脸就不会冻了，所以过节吃顿热乎乎的饺子，耳朵就不会冻掉了，也寓意这来年能够健健康康的，一家人团团圆圆。家里每年这个时候，我都会和老头子一起包饺子，姑娘一家子也会过来团团圆圆吃个饭，可是今年就剩我自己了，前些天老头子身体也不好，大概喝了冷牛奶，搞出了胃出血，进了急诊室，女儿到了40岁才生孩子，现在又照顾老头子，又要照顾家里4岁的孩子，也真的苦了我家女儿了，也不知道我家老头子怎么样了。"

我轻轻地握着阿姨的手说道："一切都会好起来的，您可要养好自己的身体，不要想那么多，有什么需要，我们来帮您，我们就是你的家人，您现在就是最重要的任务就是要把病治好。"

郑阿姨有点不好意思说道："没事，阿姨没事，你放心，阿姨年轻时下过乡，种过地，教过书，做过乡村医生，开过小卖店，什么苦都吃过，这个病我不怕，有你们医生护士在，况且现在医疗水平又这么高，我相信自己可以战胜疾病，就是有点担心我家老头子的身体。"

想不到个子小小的郑阿姨，却经历了这么多。忍不住对郑阿姨产生了一种敬佩感。我鼓励郑阿姨说道："阿姨你放心，您老伴那边有女儿、医生、护士照顾呢，肯定没事。您现在就要把自己的病治好，您看您还是很厉害的，挺过了手术期，现在做的放化疗，您也都坚持着。我们都相信，只要咱们看到阳光，生活也会回馈给您积极的一面。生命是自己的，掌握在自己手里，即便是得了癌症，那又怎样？不轻言放弃，积极治疗，调整好心态，怎么就知道赢的人不是自己呢！"

阿姨笑着说道："嗯，小肖，你说得对，你放心，我一定积极配合治疗，我相信你们！你们也很辛苦，还要陪着我聊天，来，吃饺子，咱们一起过年。"

其实，叙事护理与临床护理都有着同等重要的位置，感受语言的力量，让患者不再畏惧疾病，积极面对，领悟出生命的意义。

31. “幸运”的女孩

蒲　叶[①]

故事主人公:肿瘤外科护士

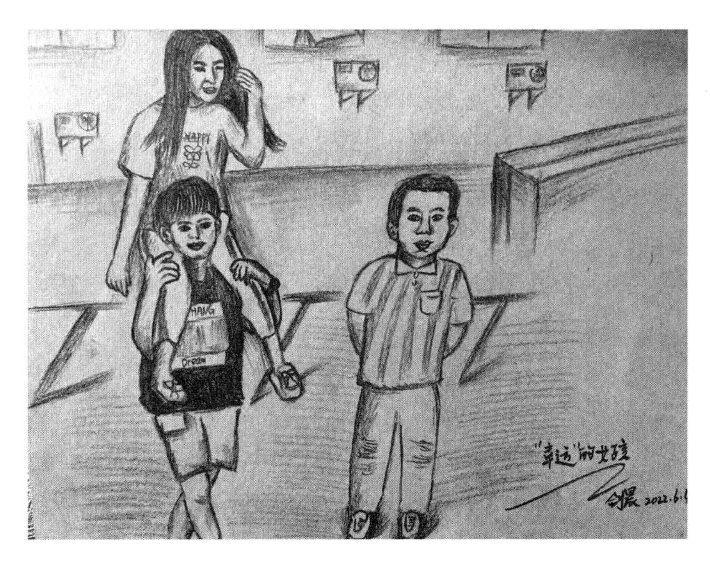

人们常说父爱如山,无论你在外面受到多大的委屈,都有父亲替你撑腰,父亲

① 大专,毕业于安徽卫生健康职业学院,2021 年就职于复旦大学附属肿瘤医院闵行分院肿瘤外科。

永远是你坚强的后盾,你停泊的港湾。也许他并不强壮高大,但他会为你撑起一片天,也许他并不善言辞,可他永远是你倾吐的对象,他就是一盏明灯,照亮的地方就是温暖,就是家。

那是一个平平常常的日子,我和往常一样上着夜班。肿瘤内科病房,凌晨六点,天蒙蒙亮,清晨的阳光透过窗户洒向宁静而清洁的走廊,洒在走廊晨练的患者身上,洒在每一张充满希望的脸上。我照常准备着抽血需要的东西,去给患者抽血。我推着治疗车,轻轻打开门,病房静悄悄的,大家还都在美梦中。正在我考虑是否要打开大灯的时候,“啪”一声,4 床小美的床头灯亮了起来。

她轻轻地对我说:“是不是抽血啊?”

“是的,我是不是吵醒你了。”

“啊,没有,你们昨天就通知我今天要抽血了,所以我醒得比较早。没关系的,你把大灯打开吧”。

我照常找好血管,绑止血带、消毒、穿刺,一气呵成。可是令我没想到的是针扎上的那一瞬间没有回血。我的心也稍稍慌了一下,然后迅速调整好自己的心态,调整针头的位置,可是仍然没有回血。感觉到小美的全身肌肉阵阵收缩,我不忍心再来回调整针头。

“对不起啊,可能还要给你扎一针了。”我抱歉地说。她仿佛早料到一样,轻飘飘的一句“没事”,还不忘安慰我说:“我的血管是很不好找,之前在监护室护士也不好扎,有时也要扎几针”。

尽管工作两年多了,因为各种原因也遇到过扎不上的情况,可是每一次患者的谅解还是让我满怀感恩。

忧伤的她过了两天,吃饭午休时,我听见同事们谈论到了小美。

“你晓得 4 床那个小姑娘吗?”

“晓得的呀,那个瘦瘦高高、蛮文静的小姑娘啊。”

“我那天去监护室送东西看到她爸爸正坐在楼道里啃着馒头,里面就夹着几根榨菜,过去一问才知道他女儿正躺在监护室,自己也不舍得吃点好的。”

“哦!那还蛮可怜的。”

听了她们的对话,我回想起那天扎针的情景,不知是因为我们年龄相仿,还是她那天对我的谅解与鼓舞,我对她好像有了格外的关注。

第二天上班,我去巡视她所在的病房,恰巧碰见她爸爸在吃力地扶着她下床。爸爸身材矮小,女儿虽然瘦弱,但足足高出爸爸半个头,所以显得格外吃力,我连忙过去搭手。

她见到我笑嘻嘻地说:“谢谢你啊,你们和医生早都告诉我要下床活动了。可是我的伤口一动就痛,而且也害怕就一直没下来,今天天气好就让爸爸扶我下床站站。”“是呀,术后早下床不仅可以预防深静脉血栓还可以预防坠积性肺炎,身体恢复得也快。”我扶着她尝试着走了几步。

这时她爸爸的手机响了,出去接了电话。

我打趣道:“你肯定像妈妈,又高又瘦。”

她先是一愣,然后笑嘻嘻地说:“是呀,爸爸一直说幸亏我随妈妈,不然就完蛋了。”

我们相视一笑,余光正好看见桌子上新鲜的水果和零食,而他爸爸啃馒头的画面却涌上心头。我不经心里一阵酸楚,而这时她的神情也渐渐暗淡下去。

“因为我这病,爸爸已经把家里县城的房子卖了,可是家里还有一个上小学的弟弟,我知道爸爸压力很大,可他从没有在我面前表现出来,我不知道我该怎么办。”说着眼泪流了下来。

我安慰道:“正是因为这样你才更应该听护士和医生的话,积极吃饭,积极锻炼,争取早日康复,等身体恢复了可以正常上班了,才能让爸爸享福啊。”

她轻声“嗯”了一声,我知道这些话她也许听过很多遍,就像她安慰我一样,即使再次听到这样的话心中还是有些许慰藉。不想延续现在的气氛,我立即盘算着换一个话题。

“看你和我差不多大,是不是有男朋友啊?”我再次打趣道。

她害羞地“嗯”了一声。

我接着问道:“怎么这几天没见他过来啊。”她的眼神又暗了下来:“我没告诉他我在哪个医院,我不知道怎么面对他,我现在这个样子他看到后会不会一切都变了”。

我这才意识到,因为生病,她在小心翼翼守护着自己的爱情。

我安慰道:“当然不会,你应该尝试着和他聊聊,告诉他你的想法。只要他真的喜欢你、在乎你,无论你怎么样,他心里一直都会有你的。”

幸运的她

第二天中午,我正在护士站工作,一抬头就看见一个拎着保温桶的男孩,径直走向了小美的房间。不一会小美的爸爸就走了出来,坐在走廊的椅子上,摆弄着手机。直觉告诉我这肯定是小美的男朋友。在好奇心的驱使下,我拿着额温仪假借测体温的名义走进了小美的房间。我看了一眼男生，接着对小美挤了挤眼，她大概看出了我的小心思，害羞地低下了头，我也知趣地赶忙走开。好久，男孩拎着保温桶走了出来。

等男孩走远，我走进了病房，打趣道："终于见到庐山真面目了。"

"就知道你进来不怀好意。"我们默契地互相傻笑着。

小美这个疗程治疗结束了，出院那天男孩也如约过来接她，

我们也互相道别，约定着下次见面。我目送了好久小美被爸爸和小男友相拥着的背影。

在医院上班的我们见证了太多生离死别，也见证了太多的美好。也许我们说生病是可怕，但是我们不能只看到这一面，它的另一面也有许多的温暖。有亲情，更有爱情。比如女孩，她有一个爱她的父亲，还有一个爱她的男朋友，而我只希望她以后的路一片光明且美好。

32. 小草的轻音

王剑晨

——谨以此文,向挨过三度粒细胞缺乏症(简称粒缺)的老徐致敬

故事主人公:肿瘤内科护士

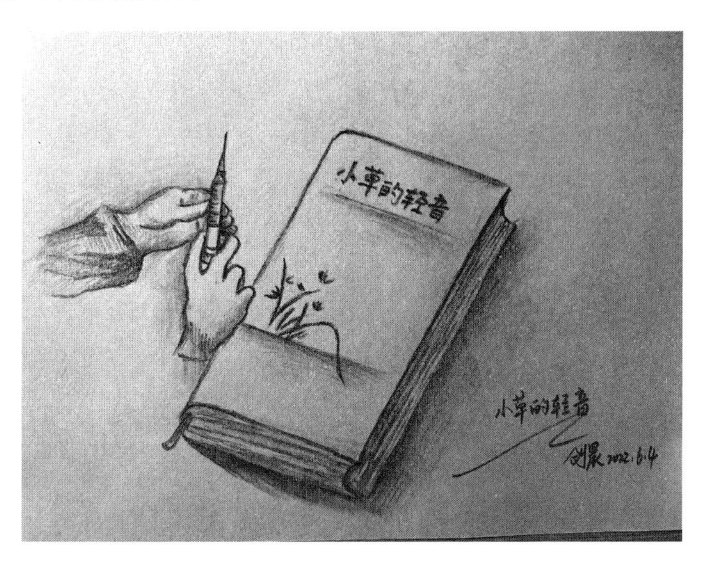

这篇文章是写给粒缺的老徐的。

因为生得渺小

它没法像大树
在大风中发出呼啸之声
它只能在大风中发出微弱纤细的轻音
嘤嘤嘤
却是它最大的嗓门
这就足够了
大风来临
它没有沉默
尽力展现了应有的精神
就不失为一道风景。

这是老徐的诗，一个作家，我的患者。

初见老徐，很普通，甚至有些拖沓，每次来化疗都拎着一个不起眼的旧黑包，里面塞着日用品和厚厚的一沓病历复印件，他总是把所有准备换洗的衣服都穿在身上，每天消耗一件就不用洗了。慢慢了解才知道，他是个作家，出版过四部长篇小说、一本诗集，和三十多万字新闻作品的创作者。崇敬之情，油然而生。一个会写诗、会写小说的人，一定是一个热爱生命，感悟生命的生灵。不幸，却罹患了淋巴瘤。

老徐话不多，却看得出挺乐观，他总说他是个写文章的，患者只是兼职。化疗了几个疗程，去病房做治疗的时候，每次都静静地读着书，有点宠辱不惊、闲看庭前花开花落的意思。去给他挂水的时候，他总是很客气，摘下老花镜，头微微低下，看着我："你来啦，昨天是不是休息？"

"对啊，今天感觉怎么样？"

"化疗刚做完，没什么力气。"

"没事，过几天会做血常规检查的，到时候看白细胞、红细胞值有没有下降，这也是化疗药物的不良反应，一个必经的过程，有些乏力、胃里反酸、逐渐出现掉头发都是正常的，饮食要清淡，但是需要加强蛋白质的摄入。"

"化疗就跟打仗一样，多吃多睡就是储存子弹，一定要好好配合，这样才可以积蓄能量，和敌人做斗争！""老徐，到底是大作家，一说就明白。""呵呵"老徐笑了，我知道只要一说，他一定能懂我的意思。

一天下午，去病房做治疗的时候，发现老爱捧着书的老徐睡在床上，沉默不语，没有了笑眯眯的眼神。

"老徐你怎么了？"

“没力气，人怎么都不舒服。”

“我去跟你的床位医生说一下，你先好好躺着。”我给老徐掖了掖被子，去了医生办公室。

“老徐粒缺了，要打升白针了。”

“哦，原来是这样，他今天看起来病怏怏的，一副无精打采的样子。”

“先打两三天再复查血看看情况吧，白细胞也低，三度粒缺。”医嘱下了，核对完了之后，我拿着药去给老徐打升白针。

“老徐，打针啦。”

“哎，还是没逃过打针这劫。”

“这个不算什么，是你说的打仗里的小小一仗，化疗就好像一阵扫射，把敌人杀灭的同时，自己人也在一阵狂轰滥炸之后阵亡了，所以自己人的数量就越来越少了，队伍没有干劲了，就有点萎靡不振了，需要新的援兵赶来重振士气啊。”

“你这个比喻很恰当，哈哈，特别恰当。”老徐被我给逗乐了，这时，升白针也打完了。

“好啦，还有些注意事项要和你说说啊，这几天一定要注意做好个人卫生，勤刷牙、洗脸，吃的东西都要加热，多吃瘦肉和新鲜的水果蔬菜，大便过后肛周要擦拭干净，你现在的抵抗力降低了，一定要避免感染啊。”

“知道了，谢谢，我一定注意。”

老徐的诗歌集，在下班之后，翻了几篇，觉得字字珠玑，满含底蕴情怀。他和我说，这是他没有得病前所游所观所感。也不知现在他是何种心境了。

老徐，还记得你自己写的那篇短诗么?

大风来临它没有沉默，

尽力展现应有精神。

小草是渺小的，

同时生命力也是十分旺盛的，

要做一株努力向上的小草。

“呵呵，会的会的，一定会的，一定会度过这个小小的难关的。”

“加油！老徐!”接下来的几天，我每天都给老徐打升白针，一天两次，老徐也按照我给他说的内容休养着。第三天的早晨，复查的血常规检查出来了，我去病房高兴地告诉老徐，白细胞和中性粒细胞都升上来了，摘掉了粒缺的帽子。老徐挺乐呵，又有了笑眯眯的眼神：

“鸡蛋没有白吃，针也没有白打!”

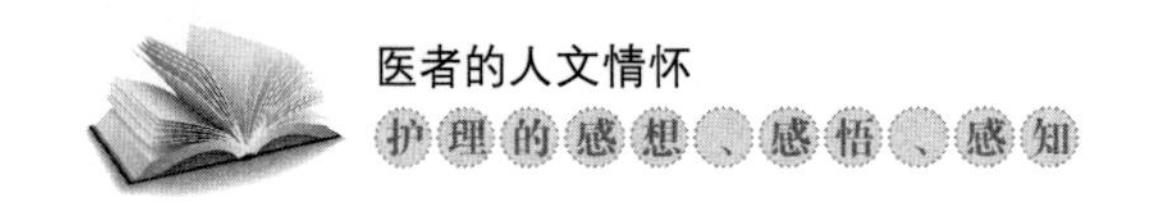

“老徐,你的白细胞野火烧不尽,春风吹又生了。”

“呵呵,感谢你们,也感谢我自己,挨过了这个小小的难关,打胜了一场小小的战役。”

又过了一天,老徐出院了,他说,现在感觉状态不错,回家他还要接着创作他的诗稿。而职业习惯却使我不断提醒他,化疗后出院,记得遵医嘱复查血常规。

小草的轻音,是老徐那本诗集的名字,同时也是其中的一篇短诗。我还是最喜欢这几句:

大风来临它没有沉默,

尽力展现应有精神,

就不失为一道风景。

33. 陪着痛失母爱的她走一段

段晓晓　张　蕾

故事主人公:肿瘤内科护士

诗人洛夫有一首描述母亲的诗:

母亲卑微如青苔
庄严如晨曦
柔如江南的水声
坚如千年的寒玉
举目时
她是皓皓明月
垂首时
她是莽莽大地

寥寥几语,道尽母爱的坚韧、温暖与伟大,在每个人的心目中,母亲都是极其重要的角色,含辛茹苦把子女养大,于子女而言,世间首恩是孝道！但并不是每一位子女都如此幸运有尽孝的机会。

那天我中班,还没接班就听到日班同事友善地提醒:"晓晓,1 床患者今天病危了,家属情绪比较激动,你注意下。"

听到这句话,我心里咯噔一下,心想着病危+情绪激动的家属,这个中班怕是不好过。床边交班的时候,我除了仔细查看患者生命体征外,还特意留意了一下家属。患者的爱人一脸疲惫,但依然一如既往地照料着躺在床上的患者。病房角落里坐着的应该是他们的女儿,眉眼像极了1床阿姨,很漂亮,眼睛含泪又强撑着不让眼泪落下来,紧盯着每一个靠近她妈妈的人,似是保护。接班后我加强了对1床阿姨的巡视,癌肿侵入骨髓使得她痛苦不堪,大声喊叫。女儿坐在旁边看着往日照顾疼爱自己的妈妈如此受罪,而自己却又无能为力,情绪已接近崩溃的边缘,不停地在问妈妈走了她怎么办……

我知道她需要我的帮助,但是也担心贸然接近可能会引起她的慌张。患者已经处于临终状态,不能进食,看着她干裂的嘴唇,我轻轻拉了一下女儿的衣角,“你跟着我去护士站拿包棉签帮你妈妈擦擦嘴巴吧。”她抬头问我说:“这样会让她舒服一点吗?”

我肯定地点点头,带着她到护士台后,我拉着她坐下。

“你妈妈可是咱们这里的老人了,我们都认识她。那么多年,她还是很坚强的。”

她说:“是呀,都20年了。”

“可能我这么说不合适,但其实,这个生存期已经是很长了,很不容易了。你和你爸爸还没有做好准备是吗?”

她说:“不是的,我和我爸爸都有准备的,就是没想到这次这么快,我就是觉得我忙着工作,没有陪她看病才让她到现在这样的,如果我尽心一点她应该能活得更久一点……是我的错。”

安慰的话刚到嘴边,患者爱人很着急地过来说患者的血压又下降了。我们迅速跑过去,看着病床上的妈妈,她再也控制不住号啕大哭,我轻轻拍着紧靠在我身上的她说:“其实你和你爸爸还有你妈妈已经很努力了,这20年她的坚强,你和你爸爸的尽心照顾,大家都已经尽力了。”

她哽咽着问道:“如果我这次早点陪她来上海,是不是就不会这样?”

我一时也有点泪目,何为大事?不过人生之生死,何为苦痛?不过死别!我认真地看着她说:“你妈妈不想你担心,所以一直也没告诉你她的情况。疾病的进展并不会因为你是否陪着她而发生变化。但是,你现在可以做的就是珍惜时间,多陪伴她,坚强一点。”

她突然抬头问我说:“你是不是快下班了?”我有点懵地回答她是。

“我可以加你微信吗?我家是福建的,你说的道理我都明白,我和我爸妈三人相依为命这么些年,都是我妈妈照顾我们,所以我一时间真的不知道怎么办,谢谢你开导我,我想回家之后也能和你说说话,可以吗?”

“当然可以了,我很开心可以帮助到你!”

以后的日子里,我每天都会发消息和她聊天。在医院陪伴着母亲的她、送走母亲的她、黯然和父亲回到老家的她、逐渐走出阴霾的她……这些日子里,我一如既往地陪伴着她,逐渐与她相识相知。她是当地的主持人,看着电视里的她,自信、从容、大方,不由得感叹她的妈妈得多为她自豪啊!看着她的状态越来越好,我也终于放下了心。马克的《沉思录》中曾说:“痛苦并非不可忍受,也不会永远持续,只要你记住它自有它的限度,不要在想象中将其扩大。”

在我们中国人的观念里,死者为大,但逝者已逝,活着的人如何活下去,如何好好活着便是值得我们关注和深思的问题。人们渴望活着,但也终将逝去,我们应该珍惜活着的每一天,去收获爱与幸福!陪伴她度过人生这一段艰难的日子,我觉得很值得。

第二章　来自徐汇区枫林街道社区的故事

34. 爱在天堂路上

常辰辰[1]　贺宇红[2]

故事主人公:安宁疗护科护士

今天的主人公是一位 79 岁肝癌晚期的王阿婆,王阿婆已经患病 3 年余,经过手术后长期的化疗,最后还是不幸肺转移了。来到我们医院的时候,精神状态已经很差了,家属选择放弃治疗,转入舒缓病房。第一次见到王阿婆的时候,她已经躺在了病床上,人很消瘦,面色蜡黄,呼吸急促,下肢轻度水肿,常规检查以后,我请王阿婆的儿子到办公室办理入院签字手续,当我问他患者知晓病情吗? 是否需要隐瞒病情的时候,王阿婆的儿子告知我们,他没有向他母亲隐瞒病情,而是选择了尊重,让母亲知道自己的病情,并让她自己选择下一步治疗方案。"在我母亲有限的生命里,我想她一定还有很多想做的事情,我希望能为她做点什么,让她能走得安心点。"他哽咽地说道。尽管王阿婆的儿子让我感觉到作为家属的悲伤和失落,但他在王阿婆的面前还是表现得很乐观的。

在王阿婆的住院治疗期间,每天都能在王阿婆的床旁看见他儿子的身影。我

---

① 主管护师,护理专业本科学历,毕业于中国医科大学,上海市徐汇区枫林街道社区卫生服务中心中医安宁疗护科护士,从事安宁疗护 6 年。专科特长:安宁疗护、中医护理。

② 副主任护师,护理专业本科学历,中国生命关怀协会临终关怀工作专委会委,上海护理学会第十一届理事,上海市护理学会健康科普专业评审专家库成员,上海市中医药学会护理分会委员,上海市中西医结合护理学组成员。

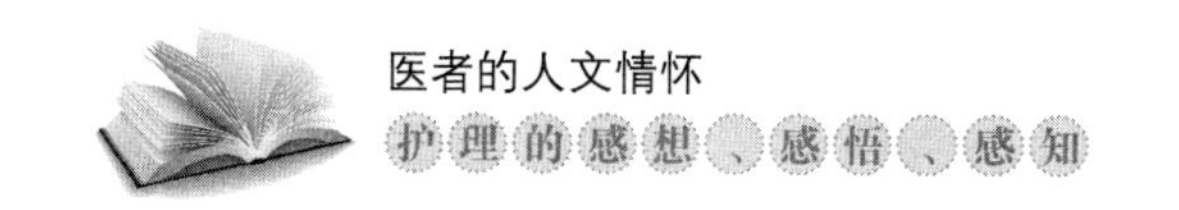

想他肯定也认为陪伴母亲度过她那最后的时光，是他能为母亲做的最后，也是最重要的事情了吧。他对王阿婆的照顾真可谓是无微不至，每天都会回家准备一些母亲爱吃的小菜，送到王阿婆的床旁，每天当护工阿姨给王阿婆擦身的时候，他总是把母亲的贴身衣服事先准备好，及时给阿婆换上，每当我们给王阿婆做好治疗护理的时候，他总是很谦和地向我们道谢。

尽管王阿婆在我们和家属的悉心照顾下，但是我们并没有能够阻止疾病的恶化，王阿婆出现了严重的疼痛症状，经过对症的止痛治疗，王阿婆的疼痛症状得到了明显的改善，在不痛的时候，王阿婆还能和儿子聊聊自己年轻时候的往事，可惜这只能是阿婆美好的回忆了。有时候也有几个亲朋好友过来探望，说说笑笑，好像大家都默契地回避着疾病的事情。

疾病还是继续恶化中，很快，王阿婆出现了呼吸困难，呼之不应，血压和心跳也逐渐慢了下来，当医生询问是否还需要生命支持治疗时，她儿子朝我们挥挥手，说："不用了，把针也拔了吧。"他紧紧地拉着母亲的手，陪伴她走完人生的最后一段路。他温柔地在母亲的额头上吻了一下，轻轻地在耳边说了一句："妈妈，不要怕，天堂里就没有病痛了，妈妈，我永远爱你……"当清晨的第一缕阳光破窗而入的时候，王阿婆走了，她脸上面带微笑，走得那么安详，手里还拉着儿子的手。

王阿婆走的时候，我和护工阿姨帮王阿婆整理好衣物，让阿婆走得也舒服点，他的儿子相比有些家属的号啕大哭显得平静了很多，他依旧坐在阿婆的床旁，眼里充满了悲伤，我在他的肩膀上拍了拍，"请节哀。"他轻轻地点了点头，趴在了王阿婆的床边。

每当死亡来临的时候，我们能做的就是关心患者、照顾家属，让每一个患者舒适、平静、最低痛苦地离开人世，让家属最大限度地减轻失去至亲的痛苦。有时去治愈，常常去帮助，总是去安慰，短短几个字，却让人深思。

35. 余生充满希望

刘　忻[1]　施　岚[2]

故事主人公:安宁疗护科护士

脑海里你笑容满面的样子、身手矫健在羽毛球场肆意挥拍的样子……仿佛就在昨天。我真没想到,有一天自己的家人也会得癌症。

去年十月,婆婆发现公公大便有血,想着是不是痔疮又犯了,我想还是去医院做个胃肠镜检查清楚比较好。检查后肠镜及病理报告明确诊断:直肠腺癌！这无疑是晴天霹雳！当医生的老公非常自责,认为是自己忽视了早期直肠癌的症状,对便秘、便血未引起重视……以为是小毛病,当痔疮治疗,可一检查就已经发展为直肠癌晚期。家里的氛围一下子从以前的温馨愉快变得沉重压抑。婆婆每天躲在房间里哭,老公开始沉默不语,公公似乎察觉到什么。我意识到这样下去,病还没治,全家人都要垮了。人不等于疾病,战胜了疾病,满怀信心,才能更好地生活。以前对于李春老师的这句话我还不是特别能理解其中的含义,现在作为安宁疗护护士的我却想在此刻运用我所学的叙事护理的方法渡人渡己。

我与老公、婆婆沟通,告知他们癌症晚期,并不意味着没有治疗的意义,没有生

① 主管护师,护理专业本科学历,毕业于复旦大学。上海市徐汇区枫林街道社区卫生服务中心中医安宁疗护科护士。从事安宁疗护6年。专科特长:安宁疗护。

② 主管护师,护理专业本科学历,上海市徐汇区枫林街道社区卫生服务中心总护士长,上海市护理学会健康传播专委会委员,复旦大学护理学院临床带教老师,主要从事护理管理、老年护理、健康管理。

存的希望。事实上，适度的综合治疗，中西医结合，取长补短，还是有可能实现与癌症和平共处，有的可以带癌生存几年、十几年，甚至更久的。既然大家都想让公公好好地活下去，那作为家人一定要做他强大的后盾，如果我们的心态都崩溃了，那怎么能让他坚强地活下去呢？经协商，尊重婆婆的意见，暂时不告诉公公。只让他知道是直肠息肉，需要手术摘除和进一步治疗。公公是一位典型的朴实农民，文化程度不高，我们带他到肿瘤医院治病，偌大的字他也不认识，算是顺利隐瞒过去。从来没得过大病的他，入院后各种检查、治疗，让他有点恐慌，但是因为我和老公从头到尾都在身边陪伴，他也算是积极配合。但是预期和现实总是有些不一样，病情比想象的严重，而且不符合手术指征。医生建议先做放化疗，再定后面的治疗方案。但放化疗一个疗程做下来大概得需要一个月的时间。公公听说要住院一个月，立马从床上下来，打开柜子开始收拾行李，一边收拾一边说："我不治了，我就是大便不好，能吃能睡，我没病，我要回家，回家。"我和老公、婆婆再次商量，婆婆去陪护，对于这个病情是瞒不住的，婆婆不敢说，要我和老公决定怎么告诉他。他们父子俩平时说话就不多，内敛的老公站在公公病床前却不知道从何说起，我们三个相对无言，这时作为安宁疗护专职护士的我鼓足勇气，这个重任应该落在我头上……

我上前握住公公的手，"爸，您愿意和我们聊聊吗？"

公公抬头看了看我。

我说："爸，您能用几个词形容一下现在的心情吗？"

他深深地叹了一口气："愧疚、自责、绝望。"

我说："您能详细地说说吗？"

他打开了话匣子："治病要好多钱，我知道你们对我好，如果我要治，你们俩又得花钱又得请假，我觉得对不住你们，我觉得自己不光不能给你们减轻负担，还尽添麻烦！我现在也没觉得有什么不舒服的，每天就多上几次厕所而已。"说着他眼眶湿润了。

我给他递了张纸巾，接着问："爸，那您觉得愧疚、自责、绝望对您产生了什么影响呢？"

他抹抹眼泪说道："我觉得如果留在医院治疗，我就成为你们的负担，我现在就想回家，我不想治了。"

"那您觉得您如果现在回家了，我们会怎么样呢？

公公看了看我，说道："以前我有个头疼脑热的，你们都会照顾我。这次我得这个病你们肯定更上心，瞒着我也是怕我顾虑多。"

“您看您也说了，看到您病了，我们的难过不会比您少。那您觉得这样回家，能解决问题吗?”我问道。

公公不假思索地说:“我当然知道是在回避，但我也知道癌症这种病治不好的，没必要浪费钱。”

“现在治疗费用国家政策很好的，很多药物都纳入医保范围内了，报销完之后，其实自己不用花多少钱。现在我们已经把癌症当成慢性病去治疗了，像高血压、糖尿病一样的。好多患者就是在我们科打一段时间针，把癌症控制在一个范围，然后他们就可以去做手术了。手术后定期复查就可以了，到时候我们又像以前一样享受天伦之乐了。我们希望您不要自己放弃，我们一家人一起面对，什么困难都可以解决的。”

“真的吗，你不会骗我? 我以为我来一次医院就得花好几万，那你们的压力得多大啊。其实我自己也不想放弃，虽然我年纪大了，也没有那么怕死，但是你们对我这么好，我舍不得离开你们，我还想看着孙子和孙女长大呢!”我看到公公眼睛里闪过一丝希望。

“爸，我可不会骗您，您可以去问您的床位医生，他的话您总不会怀疑吧!? 那您现在还要回家吗?”我笑着回答。

公公终于笑了:“为了家人，也为了我自己，我要好好治病!”至此，我们仨都笑了。

去年十月至今，公公六次化疗加一次手术都坚持下来了，让我都不得不佩服他的坚强和勇气……作为家人我们给予更多的爱与陪伴。因为我知道一个人得癌症就是一个家庭的灾难，患者自身对疾病的绝望和对生存的渴望、对经济负担的顾虑和对家人的愧疚，都是纠结的焦点。如果我们能在这条难走的路上给予他们一些信心与鼓励，哪怕是当一个倾听者，对他们的帮助都是莫大的。亲身经历让我感谢叙事护理，让我真正成为一位有温度的护士，在帮助患者治疗身体疾病的同时，也抚慰了他们心灵上的创伤。叙事护理的方法看似简单，但效果却不一般，许多困扰在沟通中迎刃而解。但是叙事疗法无章可循，没有一个固定的形式，所以延伸到我们的临床工作当中，用叙事的理念去工作，每一名护士所创造的叙事护理的方式都是不同的，可以说对每一个患者，每一个护士手上都会有一种独特的叙事护理方法。

往后余生，到处是希望的岁月。公公加油!

36. 她是不是忘记我了

▎常辰辰

故事主人公:安宁疗护科护士

“她是不是忘记我了？她是不是忘记我在这里了?”最近一段时间我脑子里经常浮现出这样一个声音,每每想到,心里说不出的酸楚。我不断地反思,自己是否也做得太少,总觉得父母还很年轻,时间还很多。很多话不愿意和父母说,有些事不愿意去过多地描述、解释,以至于对方感觉距离也远了。

事情发生在我值夜班的一个晚上,那天我刚刚进入医院走廊,离得远远地就看见李阿婆急急忙忙地在屋里屋外走来走去,我上前询问李阿婆也只说没事没事。李阿婆是我们科室的一位患者,三个月前因为脑梗死住进了我们医院,经过治疗,李阿婆已经可以下床走动了。李阿婆是一个很特别的人,有的时候我们开玩笑地说李阿婆是我们科室最听话的患者了,打针吃药是最积极的,医生开具的检查单,李阿婆每次都认真配合,甚至有时候我们发药晚了几分钟,她总是迫不及待地来到病房门前,等着我们的到来。

接完班我推着药车出来,依旧看见李阿婆站在门口,与以往不同的是,原来李阿婆总是面朝护士站,远远地用期待的眼神看着我们,而这次,却是头低靠在走廊的墙壁上,驼背得厉害,瘦弱的身体依靠在栏杆上,看着背影,感觉和平时的她有点不大一样,一下苍老了很多。我来到李阿婆的身旁,伸手拿出李阿婆晚上的药,像平常一样,递到她的面前。“阿婆,这是您的药,你拿好。”“我不要药,我又没病,你把药给其他人吧，我没病。”李阿婆的反常把我惊到了，脑子里想着今天这是怎么了，李阿婆怎么如此反常，我把药拿到了阿婆的床头，向护工阿姨问了一下情况，阿姨告诉我，李阿婆的女儿好久没来看她了，阿婆想女儿了。我安慰阿婆说过几天女儿一定会过来看她的。“她是不是把我忘记了？她是不是忘记我在这里了？”阿婆说着，眼泪一下涌出眼眶，像个孩子一样抽泣着。看着这样的场景，我止不住地心疼。“阿婆，你会忘记你的女儿吗？”阿婆果断地摇了摇头，“不会，不会。”“对啊，妈妈不会忘记自己的孩子，孩子当然也不会忘记自己的妈妈呀。”听到这句话，阿婆的情绪好像平复了许多，我扶着阿婆来到床边坐下，我坐到了她的身旁，双手拉着她的左手，和她聊了一会，这次聊天我才知道，阿婆为什么那么积极治疗，就是想早日康复，早日回家，想多点时间和家人在一起。我掏出手机，想让阿婆给她女儿打个电话，李阿婆拿着手机按了几个数字，突然把手机塞回了我的怀里，我不解地问“阿婆，您忘记号码了吗？”阿婆摇了摇头，说不打了，等她女儿忙好了一定会来看她的，她打电话过去，她女儿会担心的。我的心咯噔一下，此时此刻，这位母亲还担心自己的一个电话是否会影响到女儿，真是可怜天下父母心啊，我安抚着阿婆躺到了床上，帮她开启了小夜灯，希望她能早点入睡。

回到办公室，我想了很久，想着要不要给她女儿打一个电话，但是又想着阿婆不想让她女儿担心，纠结了许久，我拨通了对方的电话，当我说明来意，她女儿不断地与我道谢，说最近实在太忙，天天上班加班，回到家还要忙活家里的一切，还有一个马上要参加中考的女儿，疏忽了老人，实在是惭愧。休息后第一天上班，我早早地来到李阿婆的房间，询问阿姨李阿婆这几天的情况，阿姨告诉我，李阿婆的女儿第二天就来看她妈妈了，还给李阿婆带来了一个手机，说会经常给她打电话。还让阿姨代为转告，感谢我给她打了这个电话。看到李阿婆又回到从前那样，想着那个电话也许算不上唐突吧。

我们很多时候总是认为孩子是一个家庭中最需要关怀的，但恰恰相反，孩子会一天天长大，而老人却一天天衰老，不要总是认为人生很长，长到生老病死还是遥不可及的事，等到它来临的时候，可能一切都为时已晚，不如在有限的生命里，关爱生命的每一个阶段，让每一个生命都绽放它不同时期的光彩。

37. 37℃的爱

黄苓苓[①] 贺宇红

故事主人公:安宁疗护科护士

自叙事护理开展以来已有一年余了,通过叙事护理让我学会了很多、懂得了更多。叙事护理给我的感受就像是"37℃的爱",是一种非常温暖的感觉,好比37℃,比我们正常人的体温高那么一点点。

在这一年中,我们从一开始的懵懵懂懂,慢慢地摸索、学习、探讨,到现在逐渐地开始成熟,我们倾听了大部分患者的故事,完成了他们的心愿,让他们尽可能不留遗憾地离开这个世界。这就是爱的力量,一种恒温的爱,37℃的爱。

在我们病房有这样一位患者,我们都称他为老胡。他2年前因右上腹胀不适,腰背疼痛,予外院诊断为"肝左外叶和右肝叶胆管细胞癌",经过手术切除后,予保肝、抗肿瘤等对症治疗。于2022年1月再次出现腰背及腰肋部疼痛,外院复查示"肺转移、骨转移"。为求舒缓治疗,拟"原发性肝癌、肺转移、骨转移"收入我科。

他原本是一个勤勤恳恳、踏踏实实的人,自从生病以后,他的性格、行为变得有些怪异,也不愿与他人交流。有一次中午巡房的时候,发现他跑到41床房间的沙发上睡着了,我轻轻拍了拍他,轻声地说:"这个房间的温度有点低,你还是回自己床上睡觉吧!"他看了看我,回答:"我为什么不能在这里睡?我觉得这里舒服。"当

① 主管护师,护理专业本科学历,毕业于复旦大学,上海市徐汇区枫林街道社区卫生服务中心中医安宁疗护科护士,从事安宁疗护6年。专科特长:安宁疗护。2019年获第三届安宁病房感人故事征集评选三等奖。

我正想告诉他，我是怕他着凉了时，他闭上眼又继续睡觉了。于是，我拿了一条毛毯给他盖上。下午的时候，他悄悄地来找我，对我说："姑娘，中午的时候，对不起啊，我态度不太好，你别放心上。自从我生病以来，我觉得周围的人都开始嫌弃我，渐渐地疏远我，尤其是我的家人，说我脾气不好，性格古怪，其实我也不想，但是我控制不了我自己，我也觉得很痛苦。我瞬间觉得我的世界是冰冷的，没有温度的。但是你给我盖毯子的那一刻，我觉得好温暖，原来还是有人关心我的。"我笑了笑，说："老胡啊，其实你的家人也很关心你的，只是每个人的表达方式不同，用心去感受，你会发现他们对你的爱同样很温暖！"

记得有一次，他跑过来说："姑娘，我要请假出去一下，天快冷了，我想去买几件长袖的衣服。""老胡啊，有人陪你去吗？"我问道。"我老伴陪我去，你放心。"他回答道。经过医生同意后，他兴致勃勃地出去了。大概3个小时过去了，他一脸扫兴地回来了，对我说："姑娘，我回来了！"我疑惑地问："老胡，怎么啦？""哎，累死我了，逛了那么久结果一件都没给我买，再也不去了。"于是，他回病房休息去了。后来，他老伴偷偷地告诉我："我也很纳闷，我明明给他买了两件衣服，由于尺寸不合适，服务员让我到货后再去取，但是回来的路上，他老说我什么都没给他买，我怎么解释都没有用，他还整天说我们不关心他，连给他买件衣服都不舍得。"我安慰了阿姨几句。或许疾病的折磨让他渐渐出现短暂的健忘，加上身体上的疼痛，让他更加烦躁不安。为了减轻疼痛，我们给他进行了中药外敷的治疗。那天我正好上专职班，我拿着缓解癌痛症状的中药敷料来到他床边。"老胡，我来给你敷药了，你躺下来吧，咦，这件长袖衣服你穿着挺神气的嘛，是不是那天阿姨给你买的？""是吗？我怎么不记得了。""那天的事，阿姨都告诉我了，其实那天阿姨给你买了两件衣服呢，由于尺寸问题，要等几天才到货，你误会阿姨了，你看阿姨对你还是很好的。还有你看床底下的水果什么的，都是你女儿给你买的，还有抽屉里这幅全家福的画，也是你的小外孙女给你画的，你的家人都很关心你的。"这时，眼泪不停地在老胡的眼睛里打转，他深吸一口气，说："谢谢你，姑娘。我知道自己的病情，我可能把这些美好的瞬间都遗忘了，觉得他们都嫌弃我，所以留给他们的只剩抱怨，但是我怕我过一会儿又忘记了，可怎么办？""这样吧，你把每次的美好回忆都记录下来，当你开始抱怨的时候，你就打开看一看，你会发现家人的爱是多么的温暖！"

自此以后，老胡再也没有乱发脾气了，每天都乐呵呵的。他还说这种温暖是有温度的，正好37℃。

是呀，37℃的爱，好比家人的爱，刚刚好，它给人的感觉如陈酒般醇香无比，久久难忘，如鲜花般芳香四溢，沁人心脾。

38. 常回家看看

黄苓苓

故事主人公:安宁疗护科护士

她是李阿婆,一位 82 岁的患者,这次是因为“脑梗死”收治入院的。

她给人的第一印象就是非常消瘦,也就 60 斤左右吧。别看她瘦,她平时手脚可灵活了,完全看不出是一位患者。每天都能看见她在病房里锻炼身体。她的脸上总是挂着微笑,平时话也不多,也从不麻烦别人。她有一个女儿,每次都来去匆匆,来看了老人几分钟,送了一些生活用品和水果,就走了,但是老人从来没有任何怨言。

前几天,由于天气变化,忽冷忽热,老人病倒了,高烧反反复复,只见一个小小的身影静静地躺在病床上,显得有点凄凉。女儿还是老样子,来了一会儿就走了。老人默默地看着女儿离开的背影,没有一句怨言。

有一次,我无意间看见老人的女儿眼角泛着泪光,双眼红红的,禁不住上前询问。原来事情是这样的。她告诉我说:“像我们这一代,大多都是独生子女,而如今的我,上有老,下有小,除了抽空来看看我妈,我还得赶回去照顾我的小孙子,每天我就穿梭在医院和家里,两点一线。时间真是不够用啊!随着年龄的增长,我是心有余而力不足啊!我看到我妈这么地理解我,我真觉得惭愧啊!每次我想多留一会儿,跟她说说话,她总是说你快走吧,我在这里很好,你放心吧。”说到这里,眼泪哗哗地往外流。我顺手递了一张纸巾给她,然后轻轻地拥抱了一下她,说:“你的处境我能理解。你看，现在科技那么发达，我们可以通过网络来联系呀，像微信、QQ，等等。”“不瞒你说，这些高科技的东西我不太会弄，也不知道怎么操作。”她不好意思地说。“这样吧，等你哪天有空来找我，我教你，很容易学。以后你就可以经常和你妈妈视频聊天了，也能多看看她。”她激动地握着我的手说：“谢谢你，我改天一定来找你教我。不早了，我得走了，再见！”说完就消失在走廊的尽头。

几天后，老人的病慢慢好转了。有一次，看见老人正乐呵呵地笑，我好奇地上前问道：“阿婆，什么事这么开心啊？”她笑眯眯地把手里的手机给我看，原来她正在和她女儿视频聊天呢。顿时心里觉得很温馨。

看着老人，让我联想到了自己的父母，由于工作忙，住得远，平时也没空回家看看他们，所以平时只能和他们打打电话，视频聊天。可怜天下父母心，父母的爱是伟大的，也是无可替代的。

有这样一首歌：常回家看看，回家看看，哪怕帮妈妈刷刷筷子洗洗碗，老人不图儿女为家做多大贡献，一辈子不容易就图个团团圆圆。常回家看看，回家看看，哪怕给爸爸捶捶背揉揉肩，老人不图儿女为家做多大贡献，一辈子总操心就盼个平平安安……

39. 一张特别的“婚纱照”

黄苓苓　贺宇红

故事主人公：安宁疗护科护士

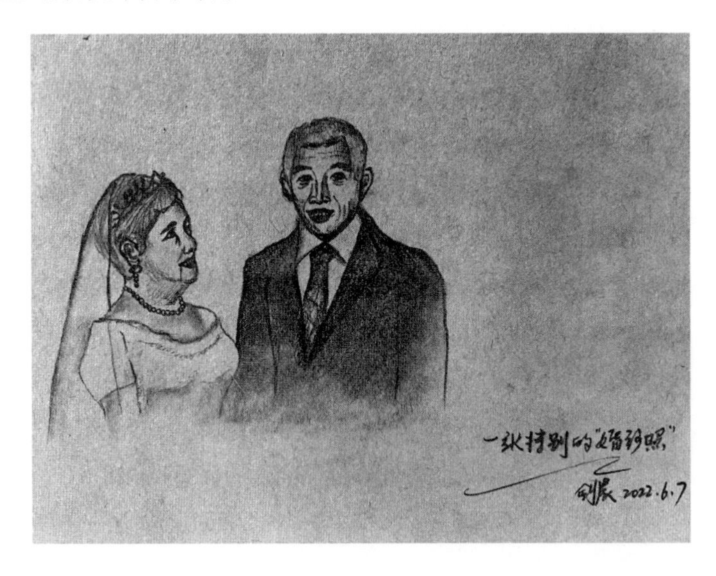

如今婚纱照的种类繁多，风格更是层出不穷，让人眼花缭乱。可有多少人真正了解婚纱照的意义呢？婚纱照是恋人们升级到夫妻的一个见证，是意味着美好婚姻的开始，是“执子之手，与子偕老”这一信念的兑现。

故事的主人公是年过八旬的许老伯。他是因“糖尿病”收入我院的。他头发斑白，耳朵上架着一副老花眼镜，圆圆的脸，胖乎乎的身体，整天乐呵呵的，看见谁都笑嘻嘻地说：“你好！”“谢谢！”“辛苦啦！”有一次，我去隔壁床做基础护理的时候，他对着我说了声“谢谢”。当时我愣了一下，反问道：“许老伯，你谢我干啥呀？我也没为你做啥呀？”他笑眯眯地说：“你是没为我做什么，但是你在为隔壁床的患者服务呀，可惜他无法跟你道谢，所以我代替他感谢你呀！”他就是这样一位可爱、风趣的老伯。

别看许老伯整天嘻嘻哈哈的，其实他也有他的烦恼，那就是他的老伴。他的老伴也住在我们病房，她是一位晚期肿瘤患者，现在已不能言语，也失去了自主能力。每天许老伯除了睡觉，就是去老伴旁边坐一坐，陪陪她，跟她说说体己话。虽然不知道老伴到底有没有听懂，但他还是每天坚持着。他总说：老伴老伴，老来相伴，没了老伴，那就真的只剩一半了。每当回忆起60多年前他们结婚的时候，由于贫穷，只能简简单单地办了婚礼，也没拍过结婚照，但很幸福。可如今生活水平提高了，老伴却病倒了，后来又得了晚期肿瘤，他自己也不像之前那样行走自如了。

有一次，我看见许老伯唉声叹气的坐在床上，于是上前询问：“许老伯，您今天怎么了？”“哎！我刚又去老伴那里坐了坐，看见她这样，我心里突然泛起了一股莫名的心酸。我也不知道还能这样看她多久。自从她生病以来，我们再也没有一起合影过。本来今天儿子准备给我们老两口拍一套结婚照的，谁知老伴突然就这样病倒了，这件事就这样被搁置了。”原来如此。突然我灵感乍现，调皮地对他说：“许老伯，我有办法，你先梳洗打扮一下，我去去就来。”于是我让阿姨给许老伯的老伴也梳洗打扮一番，摇高床头，让许老伯坐在老伴身旁，两人互相依偎，许老伯还不时地用手抚摸着老伴的脸，深情地望着她，我连忙用手机拍下了此情此景。拍好后，我把照片给许老伯看，他诧异地望着我，“你这是怎么做到的？而且还有婚纱照？”“许老伯，你看，这个相机软件能拍摄各种类型的照片和视频。只是它的像素不是很高，请您别介意。”“怎么会呢，我已经很感谢你帮助我完成了多年的心愿。”“许老伯，那我再给你们多拍几张吧。”最后，我把照片打印出来送给了许老伯留作纪念。许老伯拿着照片，看了一遍又一遍，开心地笑着说：“这是我见过最美、最特别、最有意义的一张‘婚纱照’了。它让我回忆起了那些逝去的岁月和一起度过的时光，很幸福、很浪漫！”

听了许老伯的话，让我感慨万千。偶然间的一次倾听、一个小小的举动，竟然能给患者带来无限的力量。这就是我们的叙事护理，它不是一门技术，而是一种态度，是我们用心来诠释自己的过程，通过与患者的交谈，倾听他们的故事，进而帮助患者实现他们的微心愿。

每个患者都有自己的故事，而每个故事都是有力量的。当你真诚地讲出你的故事，获益的不仅是受到感动的听众，同时还有你自己。所谓舒缓中叙事，细腻中见温情。叙事就像一张照片，记录着生活中的点点滴滴。

俗话说：三分治疗，七分护理。护理工作是一门精细的技术。我们时常把“以患者为中心”的服务理念及对患者的人文关怀融入护理工作中，如一句恰当的问候、一个关心的眼神、一次倾心的交谈、一个温柔的操作，等等，这些充满人性化的温暖，都体现出对患者的尊重、对生命的尊重，从而帮助患者实现愿望，这就是叙事护理的意义。

40. 陪伴在弥留之际

焦　莉[1]

故事主人公:安宁疗护科护士

33床的刘阿婆,82岁,因"肺癌多发性转移"入院,刚入院时,刘阿婆还可以下床活动,每到下午时分她就会找我,让我把和枫苑的门打开,她想去坐坐,看看里面的花花草草,她常说,她年轻的时候就开始养各种各样的花草,这是她最大的乐趣,有时候下午我很忙,她一个人去和枫苑,我不放心。于是我跟她的女儿沟通了一番,希望她下午有时间的话,就陪阿婆到和枫苑坐坐看看,聊聊天!阿婆的女儿很配合,之后只要天气好,阿婆身体允许,女儿都会陪她去和枫苑,阿婆很是开心!从她的脸上洋溢着幸福!

随着刘阿婆的病情发展,她开始出现胸腔积液,影响呼吸,出现呼吸急促,只能卧床吸氧,说话都觉得很吃力,但是阿婆脾气很倔强,她常常会自行下床,女儿劝说她卧床休息,阿婆根本听不进去,于是女儿就很生气,说她怎么就不能听话一点,随即说了一些发泄的话语,阿婆听了以后很是难过,但她什么话都没有说。只是默默地,不受控制地拉床栏要下床,我安顿好阿婆,然后把她女儿叫到一旁聊了一会,告知她阿婆的病情现在已经很危重了!而且阿婆现在的一切意识和做法都不是她自

[1] 主管护师,护理专业本科学历,毕业于安徽省蚌埠医学院,上海市徐汇区枫林街道社区卫生服务中心中医安宁疗护科护士,从事安宁疗护6年。专科特长:安宁疗护,荣获2021年度上海市安宁疗护服务优秀案例评选活动优秀奖。

己能够控制的！希望她能够理解母亲，并给予她多一点的陪伴。

两天后阿婆的病情越发严重，出现了心衰、呼吸困难、满头大汗，看着阿婆难受的样子，我心里很难过，阿婆的女儿更是焦急不堪，她甚至不敢靠近母亲，她害怕看见母亲难受的样子，她在病房的走廊里来来回回地走着，像个无助的小孩，她看见我，急忙拉着我的手说："小焦，我妈这样还能撑多久，我实在不忍心看她如此难过，我不敢去床边看她，怎么办？"我告诉她阿婆现在心衰已经很严重了！情况不是太好，我希望你能够去床边陪陪她，不用说太多，只要她能看到你，她的内心也会很满足，如果可能的话，你可以让你的弟弟今天晚上和你一起陪陪阿婆，毕竟阿婆的日子不多了！你们陪伴她的时间也不多了！不要给阿婆和你们留下遗憾。"听完我的话，阿婆的女儿流泪了！她点点头答应了，说了声"谢谢！"并拿起手机给刚从国外回来的弟弟打了电话，让弟弟和她一起陪夜。

弟弟很快就赶来了，和姐姐一起陪在刘阿婆的床旁，阿婆吃力地呼吸着，每次呼吸都是那么地吃力，豆大的汗珠不停地从额头上流下来，此时的阿婆已不能开口说话，双手烦躁地到处乱抓，但是她的眼神始终没有离开过姐弟俩，时间在一分一分地流逝，阿婆最终没有逃过病魔的魔爪，夜里 11 点，在姐弟俩的陪伴下，阿婆安然地离开了！

都说陪伴是最长情的告白，然而往往我们会忽视这一告白，陪伴其实真的很短暂，甚至有时候连陪伴的机会都不给你，在父母有限的时间里多陪陪他们，刘阿婆在最后有限的时间里，在子女的陪伴下安然离世，没有给自己和子女留下遗憾。陪伴不论时间的长短，就陪在身边就很重要。

41. 遗失的美好

焦　莉　赵　洁[①]

故事主人公:安宁疗护科护士

淡然执手度清平,山盟不弃白发生。朝夕眼里映欢笑,静夜倾谈鉴明月。曾经爱的誓言,海誓山盟,到如今的弃之淡然,都是因为他们不再是夫妻。

今天我分享叙事的主人翁是30床的许叔,正值壮年的他却因为肺癌晚期入住我科安宁疗护病床,生活不能自理,送他入院的是他的前妻,几年前他们就因为感情不和离婚了,他们有一个女儿,跟前妻一起生活,父女俩因他们夫妻离婚关系很僵。自从生病以来一直是许叔自己照顾自己,这次因病情加重卧床不起无人照顾,他的前妻再次充当起家属的角色,把他送进医院,可是,仅仅是把他送进医院,入院当天他的前妻把他安排妥当,聘请了护工,之后就很少露面。

一天下午四点多,许叔因病情加重,加之入院这么久,没有家人的陪伴,造成了紧张的情绪,他觉得胸闷气短,全身出虚汗,我们对他进行了生命体征监测,他的心率一度达到150次/分,呼吸急促,心肌酶谱实验阳性,心电图报告示房颤,病情很危重,于是我立刻与他的前妻联系,告知她患者的情况很危急,希望她能尽快赶到医院,她当时说她很忙,会尽快赶来,与此同时,我们根据医嘱对患者进行对症处

① 副主任护师,护理专业本科学历,上海市枫林街道社区卫生服务中心中医安宁疗护科护士长。上海市中西医结合学会护理学专业委员会委员,徐汇区卫生计生系统首批青年人才,复旦大学护理学院优秀临床带教老师,健康医学院外聘教师。主要从事慢病护理、安宁疗护、中医护理。

理，患者的病情慢慢得到缓解，医生护士一直在等他前妻的到来，因为患者的病情还不是很稳定，希望能有家属陪在身边，经过几次电话联系，她前妻一直推脱有事走不开，所以她那天一直都没有出现过，对此我们也很无奈，从患者的脸上我们能看出他很紧张、很伤感，还带有些许期待，期待家人能在身边陪伴。为了缓解患者的紧张情绪，我们医生、护士、护工共同协作，定时对其进行心理辅导，缓解他的紧张情绪，经过一天一夜的观察记录，患者的病情终于稳定下来了！我们也松了口气。

那几天我们一直在关注他，作为许叔的安宁疗护专职护士，我对他是更加关注，我每天下午都会抽出时间协助护工阿姨给他做生活护理，同时也对其进行心理疏导，最初许叔很排斥，不愿配合我们，但我每次借着给他做护理的机会跟他聊上几句，渐渐地我发现许叔开始愿意跟我聊天了，心里十分开心。

一天下午，我看许叔心情不错就主动问他：这两天感觉怎么样？胸闷、心慌的症状有无改善？有没有什么需要我们帮忙的？他回答我，最近经常会莫名地紧张烦躁，特别是一到下午和晚上他就心慌紧张，其实，我后来发现他是怕他走的那天，都没有人送他一程，他现在最想要的就是他的前妻和女儿能在他有限的时间里，能来看看他，哪怕女儿就看他一眼，他的心愿就了却了！当得知许叔的心结后，我想我一定要帮他了却这个心愿。

之后，我就跟护工阿姨说，如果许叔的前妻过来看他，让阿姨跟我说一声，我想跟她聊聊。那是个周六的下午，他的前妻来看他，送了点东西就准备走，还好阿姨及时告诉我，我才跟她碰了个面。

我说我是许叔的安宁疗护专职护士，我邀请她到我们的谈心室坐了一会，我简单地跟阿姨说了一下许叔这几天的病情变化，以及那天跟许叔的对话，其实许叔很孤独很自卑，他很希望偶尔有家人的陪伴，他缺乏安全感，他知道您上班辛苦，也觉得亏欠您和女儿，但是他现在毕竟是个患者，他无能为力，对你们他有的只是愧疚，他现在连最基本的生活都不能自理，唯一的希望就是您和女儿有时间能来看看他，陪陪他，我们都知道许叔剩下的日子不多了，能不能看在你们曾经是夫妻的份上，劝劝女儿来看看他，了却他的心愿。他的前妻很通情达理，我就是想把许叔最近的一些情况跟她说一下，让她能更多地了解一些许叔在院的情况，她十分和蔼地看看我说，“小姑娘，谢谢你的理解，我也知道你的用意，回头我去陪陪他，跟他聊聊，我也尽力说服女儿来看看他。”我很欣慰，虽说她只是口头答应我了。

之后，他前妻来医院看望许叔的次数比之前多了，她真的做到了，陪许叔聊聊天，试着去安慰许叔，让许叔也感到了丝丝温暖！但是，我始终没有看见他们的女儿过来探望。

没过多久，许叔的病情越发严重，身体状况一天不如一天，前妻似乎也知道他的日子不多了，一天下着大雨，前妻带着她的女儿来到许叔的病床前，女儿起初并不敢靠近许叔，只是远远地站在许叔的床尾低着头一句话不说，许叔看见很久未见的女儿，脸上露出了久违的笑容，手朝着女儿的方向抬了抬，我顿时明白他想牵女儿的手，我走近她女儿，在她耳边轻声说："去床边陪陪爸爸吧，他太想你了！"，女儿站了一会儿，慢慢走到许叔的床旁，尽管一句话没有说，许叔始终盯着女儿，费力地抬起那双瘦弱的手试着去牵女儿的手，眼泪在眼眶里打转，女儿看见父亲的样子，伸手握住爸爸的手，就这样父女俩互望着对方，那种无言的交流代替了千言万语，不需要任何语言的修饰。许叔的前妻也站在床旁，眼角也流出了激动的泪水。一家三口终于可以冰释前嫌地聚在一起了！场面十分温馨。我也备受感动。许叔说前妻和女儿能一起来看他，他没什么遗憾了。

我深深地觉得那份曾经遗失的美好，还会出现在许叔的记忆里。希望这份美好一直保留，让许叔能够不留遗憾地度完余生。

作为一名安宁疗护的护士，我们用叙事护理来记录患者的心声，希望通过叙事帮助我们的患者，了却他们的心愿，叙事让我们能够走进患者的内心，用心贴近患者和家属的心，倾听他们的故事，他们的心声，从而为他们提供一些帮助，这就是我们从事叙事护理的初衷。

42. 相守是最温暖的承诺

焦　莉　赵　洁

故事主人公:安宁疗护科护士

他们曾经互相承诺过,无论他们两个谁生病了,谁躺在床上不能动了,他们都不离不弃,陪伴彼此到最后一刻,这是我床位上的柯阿姨和她的老伴对彼此的承诺。

故事的主人公柯阿姨,69 岁,乳腺癌骨转移,2004 年查出右乳恶性肿瘤,2017 年出现骨转移。现如今只能长期卧病在床。生病前的她,性格开朗,热爱旅游,对生活有着无限的向往。生病后的她,曾经自我封闭、沉默忧伤后,在老伴的精心陪伴下渐渐走出来,如今的她选择开心愉快地度过余下的人生。身为军人的他,曾经对妻子承诺:哪怕生命只剩下最后一分钟,也要陪着她一起走完。如今 73 岁的他,体形微胖,笑容很温暖,每天早早地来到柯阿姨的病床前,给予柯阿姨无微不至的照顾。带上为柯阿姨准备的可口饭菜,白天就坐在阿姨床旁照顾她,晚上直到柯阿姨吃好饭他才默默离开,他常常这样说,这是我的工作,我一天不来,在家都是坐立不安的,心里放心不下,都说老来伴,现在我不陪伴,怕是以后就没有时间陪伴了。

刚入院时的柯阿姨话不多,每天躺在床上,头发凌乱,精神欠佳,少言寡语,除了老伴不太愿意跟别人多说话。为了拉近我们的距离,我试着跟她的老伴先拉近关系,每天我只要上班有时间,就去找柯阿姨和叔叔聊天,渐渐地柯阿姨话多起来,愿意跟我敞开心扉说出她内心的话,她开始把我当成朋友,当她遇到烦心事想不开时，她愿意跟我倾诉。我们成了无话不说的朋友。一天早晨我像往常一样去找柯阿姨聊天，却没有看见叔叔在床旁陪伴的身影，只见柯阿姨蜷缩在病床上，疾病的折磨已经让柯阿姨变得日益憔悴，我轻轻地喊了声柯阿姨，只见柯阿姨艰难地转过身来，我帮她取了一个舒适的姿势，好奇地问：阿姨！叔叔今天怎么没有来啊！柯阿姨泪眼婆娑地看着我，我心里一颤，我当时什么话也没说，轻轻地拥抱了一下她，阿姨说叔叔腰扭伤了！他本来就有腰椎病，现在一个人躺在家里，也没人照顾，他怕我担心，不肯告诉我，我真怕他这一受伤，不知道哪一天我突然就走了，我们就再也见不着了。

因为害怕老伴担心，不敢打电话，我看着柯阿姨眼泪不停地往下流，我一边给她擦眼泪一边安慰她："阿姨您别急，我给叔叔打个电话，问问他现在的情况好不好！"阿姨点点头说好，我帮她拨通了叔叔的电话，经过一番询问，叔叔说他的腰没有多大问题，只是这两天不能下床，要休息几天，让阿姨放心，过两天腰好点了，能下床走路了，就立刻来医院陪她，我知道电话那头的叔叔也放心不下在医院里的柯阿姨，电话里我跟叔叔说，您放心在家休息，医院里有我们呢，我留了您的联系方式，这几天我会跟您联系，告诉您阿姨的情况的，您就放心在家休养吧！放下电话，柯阿姨心理的大石头也落地了！

大约一周后的一天早晨，我看见一个熟悉的身影朝我走来，他大声地喊我，"小焦，我好了，我又来了，"说完呵呵地笑起来，我们一起来到柯阿姨的床旁，发现今天的柯阿姨跟平常很不一样，一看就是精心整理过，叔叔像一个小孩一样拉着阿姨的手舍不得放，阿姨也是一直看着叔叔，看到这样的一幕，我很感慨，希望时间能就停在这一刻，能再给这两位老人多一点时间。

14 年抗癌路上的艰辛只有他们才能体会，如今躺在病床上的柯阿姨，身体状况是一天不如一天，可是阿姨她总是满脸幸福的样子，有了老伴的陪伴，似乎看不出疾病给她带来的痛苦，有的只是夫妻俩相互支持，相互陪伴共同对抗疾病的信心。即使病情在不断地恶化，即使他们都清楚将会是什么样的结局，但是，两位老人选择用微笑来面对。

叙事护理让我们与患者的心更加贴近，更能体会患者的痛楚和家属的不舍与不易，作为舒缓护士我们能做的就是在死亡面前能让逝者带着人世间的善意离开，让生者带着逝者的爱活下去。

43. 生命更迭交替，温暖与爱依旧如初

▌常辰辰　焦　莉

故事主人公：安宁疗护科护士

2021年，我们家迎来了第二个小天使，忙碌与欢乐的时光总是过得那么快，很快我的产假就结束了。回到熟悉的工作岗位，再次看到那些熟悉的面孔倍感亲切，柯阿姨也是其中的一位。

柯阿姨，是一位乳腺肿瘤骨转移患者。还记得刚来的时候她骨瘦如柴，卧床不起。而如今她面色红润，已经能在床边独坐。我不禁感慨，这真是一个奇迹。创造这一“奇迹”的除了我们精心的治疗与护理外，柯阿姨的老伴也功不可没。他是个脾气很好的一个人，每次对着我们都笑呵呵的，来看望柯阿姨时也总带着她爱吃的饭菜和水果，并带来下载好电视剧的平板电脑给她解闷，不管柯阿姨有什么烦恼，他总是第一时间想到办法哄她开心。我想，这大概是我见过最浪漫的爱情了，所谓相濡以沫，便是如此吧！

我：柯阿姨，我来给你打胰岛素了。

柯阿姨抬头笑着说：辰辰，你都回来上班啦！

我抿嘴一笑：嗯！柯阿姨，时间过得快吧。

经过仔细核对检查，我完成了治疗。在按压过程中我和柯阿姨聊了一会。

我：柯阿姨，最近感觉身体怎么样啊？

柯阿姨皱了一下眉，立刻微笑着说：还不是老样子，天天吃完就睡觉，下午做做

功能锻炼。你看我都胖了,这每天啊就是浪费粮食。

我:还可以,没这么胖,面色倒是好了很多。最近叔叔的身体怎么样啊,今天倒是没看到他过来陪你哦。

柯阿姨挤出一丝微笑:辰辰,你还不知道啊,你叔叔走掉了呀。

我惊讶地看着柯阿姨:啊,怎么回事呀,叔叔平时看起来很硬朗……怎么这么突然……

我接触到了柯阿姨的眼神,那湿润的眼眶让我意识到了自己的唐突,勾起了柯阿姨的伤心事。我坐到床边,将纸巾递到了柯阿姨的手里,听她讲老伴的情况。原来叔叔是心梗走的,一切太突然,让所有人无不感到意外,也让她满心遗憾。一直念叨着是自己生病后脾气不好,让叔叔受了不少委屈,是自己拖累了老伴,不然他也不会走得这么快。

我:柯阿姨,您也不要太伤心了,逝者已矣,我们活着的人总要向前看,叔叔肯定在天堂保佑您呢！再说了,叔叔也不想看到您这伤心的模样,我想叔叔一定是想让您替他好好活下去。

柯阿姨叹了一口气:辰辰,谢谢你……你说的这些我都懂,我也慢慢接受你叔叔走了的事实。

我:嗯嗯！柯阿姨,叔叔虽然走了,但我相信他会一直活在你心里,他的心里也一直有你,我们的生活中总还有光、有幸福、有喜悦,每个人都值得拥有这些美好。所以无论经历怎样的丧失,我们都要投入新的生活。这也是那个离去了的我们所爱的人,对我们的期待……

看着柯阿姨若有所思的样子,我想她会慢慢学会放下的。

后来只要有时间,我总是会在柯阿姨床边多逗留一会,拉拉家常,也会给她看看我家小宝贝的一些照片和视频,说说最近发生的一起事情,慢慢地我发现柯阿姨的状态也比之前好了很多。

人们总是欣喜新生命的诞生,也总是黯然生命地离去。生命的结束并不意味着一切都结束了,结束即是新的开始。随着时间的流逝会带走忧伤,但那些留下来的都是最美好的回忆。“生如夏花之绚烂,死如秋叶之静美。”是每个人追求的。既然死亡已经不可逆转,那如何引导家属应对既是对客观规律的尊重,也是对人生命尊严的尊重。在医院中,我们见证了太多新生命的诞生,也惋惜过许多生命的远去。也许每个人的一生都是短暂的,但却可以将温暖与爱永久传递。因为生命有限,但彼此感知过的爱与温暖却依旧如故。

44. 把生命关怀照进心中

▌刘 忻 施 岚

故事主人公：安宁疗护科护士

旧时王谢堂前燕，飞入寻常百姓家
剑晨 22.5.28

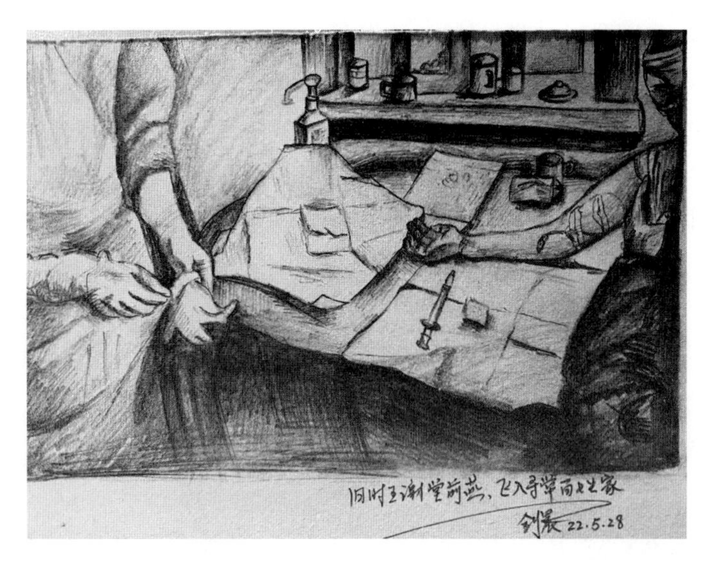

作为一个医务工作者，好多人都对我说应该看淡生死，顺其自然；但作为一名安宁疗护专职护士，不论送走多少患者，面对死亡依旧悲痛，不过悲痛之余，我希望自己能够尽力帮助那些癌症患者及其家属从容地面对死亡，把生命关怀照进心

中……

2021 年的 11 月，我收治了一位 76 岁、胆管癌术后的男性患者，失明的右眼，被疾病折磨消耗得瘦弱的身躯，带入肝脓肿引流管，不免让人多几分怜悯。办理入院手续的是他的女婿，可能是女儿太忙没能来院办理。女婿是一个扎着马尾的男生，我和他年龄相仿，沟通起来比较顺利，但在签署舒缓协议的时候，他有些迟疑，当我问及作为家属和患者本人是否有什么心愿可以帮助其完成的时候，他告诉我病情危急希望能给予抢救，尽力延长岳父生命。这让我觉得这可能是患者本人对于生命的渴望……

办理完入院手续，我带着血压计、体温表来到床旁给患者做入院评估，想询问他的一些基本情况，本以为他会和病区多数患者一样，不能配合，却想不到他神志清楚，回答十分切题。那从容淡然的神态，如果不是看到他面部的黄疸，病态的神情，我几乎要忘记他是一个癌症患者。因为收治过许许多多的癌症患者，多数处于愤怒期、沮丧期，他是第一个我接触处于接受期的患者。他十分配合我的工作，做好护理体检后，我对他女婿说，根据患者消瘦的体型和长期卧床的情况，我建议给他买一个气垫床和一个粉碎机，保证足够的营养供给身体，食物打碎让他能更好地吞咽少量多餐。说完我准备离开病房时，他叫住我对我说谢谢。

接下来，医生开好医嘱需要抽血检验和补液治疗。我再次来到病房，这时女婿已经离开，我做好评估和解释工作，输液前他对我说："你能不能打得轻一点，"我告诉他当然可以，我会打得很轻的，在穿刺的过程我问了问他的情况，原来他是一名研究员，在上海中国科学院基因检测实验室工作。闲聊之间我已经穿刺好，他脸上露出满意的笑容，或许是聊天分散了他的注意力，他对我说一点都不疼，他还说喜欢我这样的护士。这让我觉得和他之间没有太多的距离感。于是我问他："韩叔叔，如果让您简单描述一下您现在的生活状况，您觉得怎么形容比较合适呢?"

他回答道："煎熬，每一天都是煎熬，我觉得很累……癌症、转移、化疗、生存，每一步都艰难，在长达 3 年的时间里，这些我都亲身经历了。可是我依旧无法逃离死亡，即使这样我只想安安静静没有痛苦地离去，不想像这样苟且地活着，煎熬地过着每一天。只希望在有限的时间里家人能陪伴在我身边就好了。"

我："那您有和女儿、女婿沟通过，告诉过他们您内心的想法吗?"

他："没有，我女儿是一个制片人，工作很忙，这 3 年来高额的医疗费用都是靠她辛苦工作赚取，每天她忙里忙外的，我不能告诉她让她伤心。"

这让我想到了知名作家琼瑶，她笑着面对死亡，死亡前曾写给过儿子和儿媳一封公开信，预约自己的美好告别，叮咛儿子表示无论什么情况，她都不去加护病房，

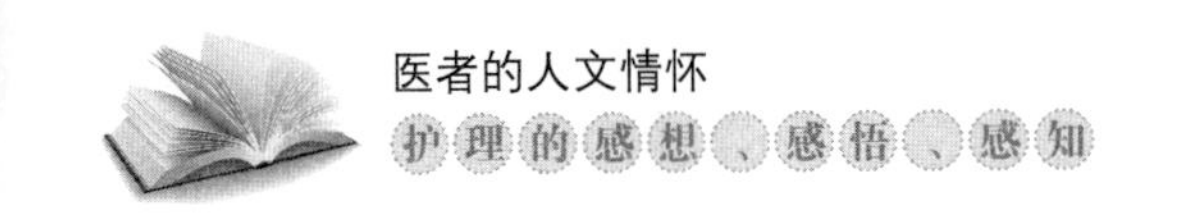

绝不能插鼻胃管,最后强调各种急救措施也不需要。只要让她没有痛苦地死去就好。这位老先生和琼瑶一样,其实临终患者也有被尊重的需要,他其实很勇敢,在经历长达3年和疾病抗衡的过程,他已经接受现实,顺应命运的安排,能淡然面对死亡,只是希望在生命的最后时光能有家人的陪伴。

我说:“叔叔,有些话您如果说不出口,您可以像作家琼瑶一样,把它写下来。”他点点头,问我要了一张纸和笔。第二天,女婿来院探视,我将老先生的情况告诉了他,他很意外老先生是处于一个煎熬的状态,我告诉他,其实当死亡不可避免时,延长生命或许是痛苦的,应该尊重患者的心愿,在老先生有限的时间多加陪伴,希望女儿工作再忙也要抽出时间,因为每一天都有可能是最后一天,不要带有任何遗憾。身边人温暖的陪伴就是一种最大的治愈。有时候放手、释怀是对一个人最好的方式,死亡并不可怕,可怕的是面对死亡的态度,若回忆还在,既有不舍,就不要留有遗憾啊!女婿对我点点头……回到病房,老先生正在休息,床旁有一封给女儿、女婿的信。

接下来的几天女儿和女婿在床旁守护。一天护工阿姨叫我去给老先生量个体温,同事在一旁对我说14:00的体温刚量过,是正常的。而当时我就有一种不好的预感,于是,我再次拿着体温计去测量,我问他感觉怎么样,他有些胡言乱语。虽然暂时没有生命体征的改变,但是我总觉得死亡就在慢慢靠近他。17:31他床位上呼叫铃突然响起,如我所料,情况不好了,我立刻通知医生,拿着血压计来到床旁,血压测不出,医嘱予立即开通静脉通路,但是我知道那一刻,老先生他是想平静地离开的。可我并不能帮他决定这一切,这要征询女儿和女婿的意见。看到父亲痛苦的面容,女儿含着泪水在病房走廊走来走去,这时老先生的血压已经测不出,脉搏也很微弱。我问她,父亲留给她的信看了没有?她没有回答我,直接走到床旁对父亲说:“好的,爸爸,就按你的想法,好吗?”说完她靠在父亲身上,时间一分一秒地过去,仿佛是等待那一刻的到来。在她的允许下,我们撤去了静脉输液,推回了抢救物品。那一刻,病房很安静,只有老人急促的喘息声和氧气瓶冒水泡的声音,我能感同身受,安静的背后是澎湃的情绪和深深地不舍。老先生终究还是走了,但我想他是了无遗憾地安然离去……

女儿哭得很伤心,握着我的手,说谢谢。直至生命最后几天她才醒悟,应该尊重父亲的意愿,让他安详地走完人生最后一程,让生命的价值在人生终点保持尊严、绽放光芒。是的,死亡带来了悲痛,在悲伤的同时心里也如释重负,老先生终于没有痛苦了,愿他在另外的那个世界能够开心、快乐地生活。

我们尊重每一个在舒缓病房度过生命末期的患者,尊重他们身边的每一个家属亲友，在这里我们有着共同的心愿，既然死亡不可避免，那么就让他们不那么痛苦地离去，帮助他们毫无遗憾地离世。让我用心、用情、用爱流灌着舒缓疗护这块方田，让它慢慢茁壮成长，把生命关怀照进每一个人的心中，为临终关怀事业献出绵薄之力。

45. 带刺的玫瑰

刘　忻

故事主人公:安宁疗护科护士

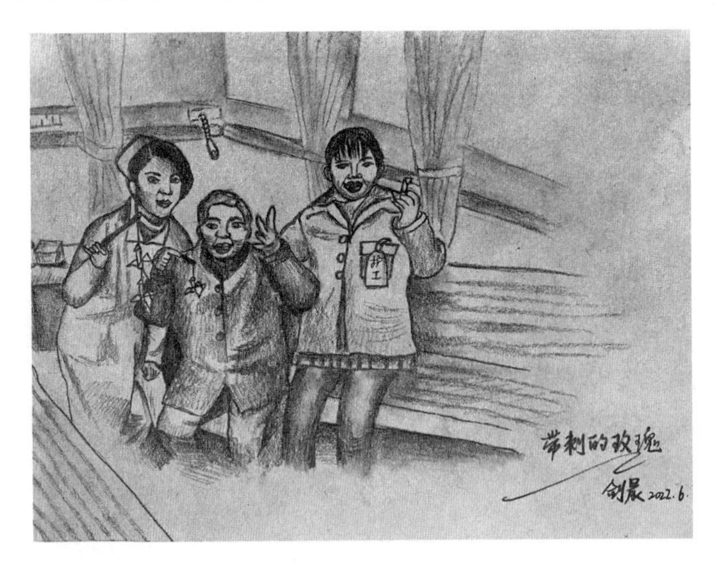

“刺鼻的味道,匆忙的人群,欢天喜地的笑容,悲痛欲绝的哭声……”经常听到用这些词来形容一个地方,这个地方永远不缺少人,也不缺少故事,它就是医院。

初识陆心一时,她已经 63 岁,很诧异这样的年龄还保持着如少女般白皙的皮肤，干练的短发，碧波般深邃的目光，让人忍不住会多看几眼。但是，不知为何，她总是一张冷漠的面孔，和她打招呼，她也总是不理不睬。她住在我们病区 37 床，而只要她的呼叫铃一响起，如果一分钟之内你没有到达病房，那接下来必然是遭到她的一顿数落，这让大家都不愿意靠近她。她就像一朵带刺的玫瑰花，虽然美丽，但是不能靠近。一天早上，我看到一个三四岁有着和她一样白皙皮肤的小男孩，趴在她的床旁，“阿婆，阿婆……”陆阿姨看小男孩的眼神，有着往日没有的温柔，那张脸上充满慈爱和和蔼，这让我看到了不一样的她。

因为她下肢水肿，医生予芒硝外敷治疗，每次治疗前，我都会到病房先和她做好解释工作，去病房评估一下她水肿的情况，敷完后都会提醒护工阿姨及时帮她更换衣裤，加强巡视，观察她的情况。这些我本应该做的工作，在她看来，却感激万分。几次治疗后，更加拉近我们之间的距离。一天早上，我又看到了那个皮肤白皙的小男孩。我就问她：“陆心一，陆阿姨，这个可爱的小男孩是谁呀？”她转过头看着我，脸上满是惊讶，应该是诧异我能喊出她的全名吧？她笑着说：“这是我的小外孙。”我：“那旁边这个就是您女儿了？”

她：“是的，我就这么一个女儿，从小我们母女俩相依为命。”我开始心疼宫颈癌晚期双下肢水肿躺在床上不能活动的她……第二天上午，37 床的呼叫铃响起。原来接受营养支持的她补液结束了。为了减轻每日穿刺的痛苦，她在外院做了外周中心静脉导管（PICC）置管术，同事抽吸好生理盐水以最快的速度来到床旁，还是被她说了。

“我每次打铃你们怎么就不能立刻过来？”

事实上，同事接到铃声、抽好盐水就立刻过去了。

同事气呼呼地跑回护士站，和我吐苦水。我听完她的述说，来到 37 床，我问她：“陆阿姨，今天补液吊完了？”

“是的，刚吊完，打铃半天你们才来！”陆阿姨气呼呼地说道。我帮她整理好衣袖，“陆阿姨，您的心情我能理解。”接着我帮她将手摆放至舒适位置，继续说：“您的补液结束后，同事接到呼叫铃，就过来了。因为您是 PICC 留置，需要抽吸盐水，所以可能时间有点长，让您久等了，下次我们会多巡视，观察您的补液，快结束前做好准备工作，争取早点到你床旁帮您封管，你看可以吗？”

她微笑着对我说：“那刚刚误会你们那个同事了，你帮我和她解释一下，谢谢你，小刘。”

我：“陆阿姨，您有什么问题都可以及时与我们沟通，您别着急，其实我们都很关心您的，但有的同事可能觉得您性格有点急，不太敢和您多说。”

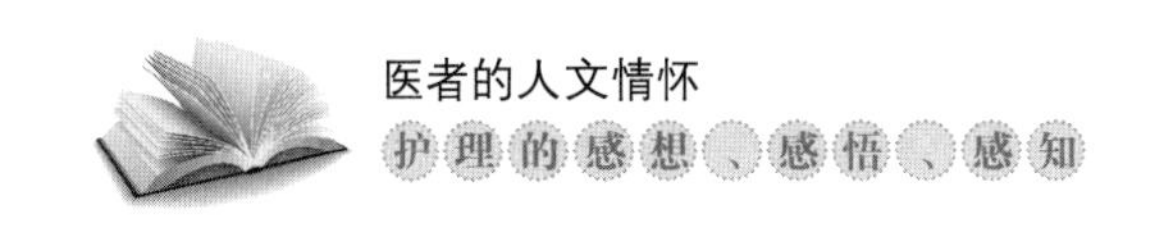

陆阿姨沉默了一会，说道："小刘，我真没想过自己有一天会像现在这样，穿着条纹的病号服，躺在床上甚至连翻身都困难，让人讨厌。认识你，改变了我现在的想法，因为你总是对我微笑，不管我怎么对你，你对我都是充满热情和耐心，陪伴我、开导我。"

我："陆阿姨，这个世界上有很多事情我们都不能阻止，例如疾病，例如死亡，谁都无法预见，我们能抓住的只有当下，您应该保持积极向上的心态，认真过好每一天，这才是我们对生命的态度。"她转过脸看着我，对我点点头。

陆阿姨一个人生活，一个人抚养女儿长大。女子本弱，为母则刚。"母亲"应该是她诠释得最好的角色吧？她从确诊宫颈癌，多次化疗，后因身体不耐受，转入我们舒缓疗护病房，要求营养支持治疗。那是她对生命的期待，那是一种不舍、放不下，是癌症让她变得尖锐带刺。每每看到她女儿带着小外孙来探视，那一刻的画面，真想让时间停止。

叙事护理，让我了解到，其实她想和大多数人一样，只是想平平淡淡地生活、工作、退休，与儿孙一起颐养天年，享受天伦之乐。通过叙事护理，我们走进患者内心，改变了她对我们的态度。我发现每一个问题背后都是有故事的，但每一个故事都有可能被改写，只要我们带着谦卑、好奇、尊重的叙事态度去发现故事的画外音，那故事的结局便会是另一番风景。

46. 解脱

刘 忻

故事主人公:安宁疗护科护士

我是一名安宁疗护专职护士,我有一个护理团队——和枫安宁疗护护理组。我们认真学习安宁疗护相关知识,给予人文关怀照护。这让我们了解到很多患者的生命故事,我们运用叙事护理来提高沟通、倾听的技巧,提升医患之间的和谐度,还原医学应有的温度。

我收治了一位 84 岁拟右肺恶性肿瘤入院的阿婆。阿婆性格较为内向,几次沟通,我了解到,阿婆丧偶,生育两个儿子一个女儿,大儿子和女儿先后因癌症去世。现在唯一的儿子身体也不太好。阿婆刚入院时,非常不适应,不愿意住在这里,也从不主动和别人交谈。不过我每次给她进行治疗和护理,结束后她都会对我说:小刘啊,谢谢你。现在疾病的折磨,疼痛难忍,她已经不想再开口说话。而这段时间儿子突然不知为何也不来医院看她了,此时阿婆已合并感染,每天痛苦地呻吟,只能靠止痛片缓解疼痛,衰弱到卧床不起,进食也极少,全身骨瘦如柴。

“阿婆,你今天感觉怎么样,好些了吗?”她只是眼珠转一转,看着我,眼神里带着孤单、带着痛苦、带着无奈……于是我拿着阿婆平时爱看的报纸读给她听,读着读着,她睡着了,迷迷糊糊握着我的手一直喊着儿子的名字……护工阿姨告诉我,阿婆一直沉默寡言,不会主动开口说话,早上帮她擦身时,阿婆竟然对她说了一句:“你辛苦了,你知道我儿子什么时候能来看我吗?”此时阿婆已时日不多,一个人的

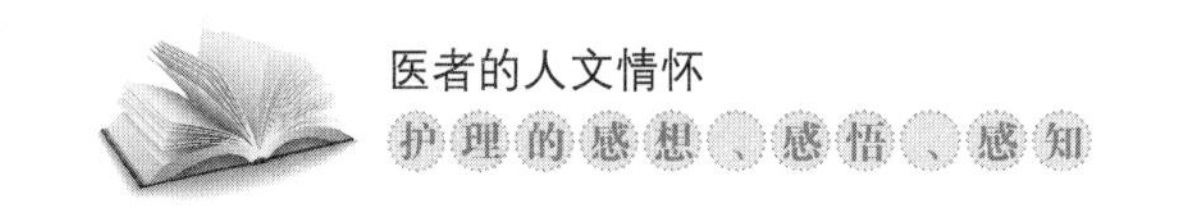

生命即将走到尽头，心里最放不下的应该是牵挂的亲人吧！以前每次儿子探视，走后她都默默流泪，她内心深处是不愿意儿子走开，但每次都是面带微笑地对儿子说："你走吧，回去吧……"太多的癌症晚期患者都忍受着痛苦的折磨，阿婆没有情感的宣泄，她现在最需要的是儿子的全情陪伴，想到她是一个生命倒计时的老人，我忍不住打通了阿婆儿子的电话，将阿婆的近况告诉了他，希望他能陪伴阿婆度过最后的时光。经过我的劝说，连续一周，我都看到一个中年男人默默在床旁守护着，这一周阿婆的胃口似乎也有所好转，她的脸上出现了久违的笑容。可就在一天下午，天灰蒙蒙的，下着小雨，阿婆突然出现呼之不应，血压、心跳测不出，儿子含着泪光，放弃一切抢救措施。他说："我妈活着太累了，疼痛已经带走了她生的力量，让他解脱吧。"阿婆就这样静静地走了……在最后的时光，陪伴在阿婆身旁的是她最爱的儿子，紧握着她的手，人生的最后一程，她走得很安详，没有任何痛苦……儿子也在我们的心理疏导中，慢慢平复悲痛的心情，把对母亲最好的爱放在内心深深的思念里……

生与死，距离原是那么的接近，与其沉重地活着，倒不如没有痛苦地离去，没有痛苦地解脱。在这个故事中，阿婆和她的儿子代表着现在许许多多面对临终的患者及其家属们。我们尽力帮助他们，让他们病而少痛，苦而心安，让亲属悲而不伤，安然接受生与死的自然法则。

47. 团圆梦

刘 忻

故事主人公:安宁疗护科护士

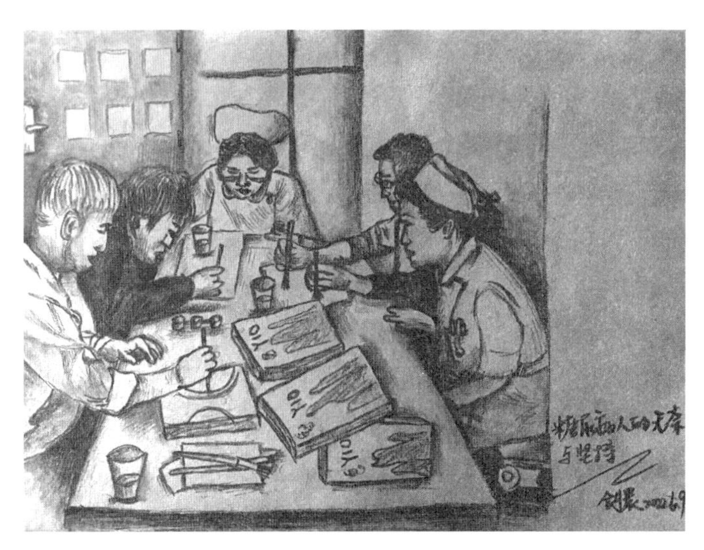

通过对叙事护理的学习,我了解到很多患者的生命故事,叙事护理让护士回归床旁,让患者得到身体治疗的同时走进他们的内心,完成他们的心愿。

今天很高兴能与大家分享我的叙事案例——团圆梦。故事的主人翁是一位

81 岁的女性患者，因左侧肢体无力 2 周入院。患者发病前居住在家，生活自理，发病后遗留左侧肢体障碍，为进一步康复治疗住入我科。

这是与阿婆的第 2 次沟通，以往每次巡房看到她，询问她情况，她都笑着对我说蛮好的，都挺好，不愿意深谈。今天她看我来到病房，依旧对着我微笑。我看到床头柜上多了一台迷你电视机，问她，“阿婆这是谁给你买的呀？”她笑着告诉我是女儿给她买的，怕她住院无聊，打发时间。那欣喜的目光仿佛告诉我，也许今天阿婆会愿意多和我分享一些她的内心世界。我走近她，问：“阿婆，今天感觉怎么样呀？”阿婆说：“蛮好的，不过我左边肩膀不能动，这两天天气冷就觉得特别痛，”我又问：“怎么个痛法呀，是肩胛局部痛，还是牵拉周围都痛呢？”阿婆回答：“就是肩膀痛，头颈也痛，不过我自己用手摸一摸感觉就好多了，可是我左边肩膀动不了，女儿又不在身边……”说到这里，阿婆哽咽了……我搓热自己的手，一边帮她按摩左侧手臂，一边告诉她，或许晚上受凉了，入秋了，早晚温差大，要注意保暖。她拉着我的手，对我说：“小刘啊，平时我哪里痛，哪里不舒服，我女儿也是像你这样帮我按摩的……”

其实平日里阿婆都是由小女儿照顾，现在住院探视最多的也是小女儿，可是最近可能工作繁忙，无法频繁探视。通过沟通，我了解到阿婆还有两个女儿，一个在日本，一个在澳洲。看着她脸上满满的成就感和幸福感，同时我也感受到了她内心深处的无奈和强烈的思念。或许是国庆假期，来医院探视的家属比平时多，也更频繁，看到别的病友一家团圆，勾起了阿婆对孩子们的牵挂吧，团圆的期望，让她如此期待。

我告诉阿婆，儿女都很爱她，大家都成家立业，身处异乡，可能工作繁忙，没有太多时间陪伴。阿婆点点头，感叹：“是啊，所以我觉得自己能这样，已经蛮好了，不给她们添麻烦，她们好，我也就挺好的。”说完眼眶泛红。我的心深深地被触动……我想起了我的家人，我的父亲，他身体也不太好，患有糖尿病，每天要注射胰岛素，他在江西，我在上海。不知道他想念女儿的时候是怎样的辛酸呢？此刻看着阿婆，我真想能陪伴在自己父母身旁，哪怕只是陪他们吃一顿饭，说几句话……想到这，我联系了阿婆的小女儿，得知她家里有事，最近比较忙碌。我告诉她阿婆很想念孩子们，期待和别的患者一样，能一家团聚。在我们的共同努力下，阿婆见到了从国外回来，与她相聚的女儿，圆了她的团圆梦。虽然只有 3 天假期，女儿就要赶回去，但是对于阿婆来说，这 3 天应该是当下最幸福的时光。纵有千般不舍，终有离别时，日子一天天地在过，阿婆依旧微笑，依旧期盼……只是每天下午 5 点多，就会看见一个长发，高高瘦瘦，戴着眼镜，拎着饭菜匆匆忙忙赶到医院来的女人，那就是她的小女儿，有时会看到她拿着手机，和妈妈一起与姐姐视频电话，传递阿婆的思念之情，病房里洋溢着温暖和幸福……

总以为生命很长，其实不然。已为人母的我，想想自己的成长道路上，为我操碎心的父母，他们此时已白了双鬓、模糊了双眼，现在我们要回馈的，就是父母当初给予我们成长时的陪伴，留些时间给父母，用心地陪伴，温暖父母的世界。父母老得太快，根本经不起别离和等待，心里有家就会团圆，让团圆不再是梦。

48. 相依相守共白头

刘　忻　施　岚

故事主人公:安宁疗护科护士

在我们病区,有这样一位老人,为爱坚守,照顾病妻,四十年风雨相伴,让我认识到,婚姻不是终点,陪伴才是真谛。这让我想到一首诗:岁月如梭两鬓风,流年胭脂眉间红。再捋青丝浓雪染,不悔经年此相逢。

今天我分享的叙事案例就是这位陈叔叔,初见他时,他正在给 11 床庄阿姨做全身按摩,放松肌肉,娴熟的动作、轻重拿捏的把控,一点也不输专业的按摩师,每天早晨十点和下午四点我都能看到他那消瘦的身影守护在床旁,花白的头发,有些苍老,和许多照顾生活不能自理的患者家属一样,眼里带着血丝,脸上的皱纹让人看了有些心疼。他从来都不笑,也不和别人说话,只会坐在床旁对着失去语言能力的庄阿姨滔滔不绝,让人有种不易接近的感觉。除他之外,我没看到过第二个人来医院照护,我仿佛看到陈叔叔高大的身躯里,被压缩到极点的灵魂。庄阿姨是一位 70 岁的肿瘤晚期患者,伴有一系列其他症状,预后较差。她于 2011 年查出右肺上叶肿瘤,2013 年出现脑转移,医生下达病危通知书,宣布只有半年到一年的时间,每个人对生命都有不同的理解,陈叔叔说只想在阿姨有限的生命里,给予她最好的照护,让她舒适地度过最后的时光。庄阿姨病后,陈叔叔不断寻访专家,学习居家护理,参加各种学习讲座,他是一位退休老师,懂得的知识本来就很多,自学的护理保健知识也一点不亚于我。想起庄阿姨刚入院时,尾骶部有多处压疮,全身情况差，容易合并感染。陈叔叔每日给她按摩，精心研究食谱，每日探视时带的购物袋里除了送的饭菜水果，就是书籍。我看到过他看的书有《人体经络穴位》《手足耳反射区》《居家营养食谱》等，书的背后我感受到都是满满的爱。而就是因为他无微不至地照顾，营养支持，加上精心的护理，压疮愈合了，只有半年到一年的生存期竟延续到现在。陈叔叔对着她每日沟通，庄阿姨的眼神似乎也会给予一些回应，那是只属于他俩之间的交流。陈叔叔不爱笑、不爱说话是有原因的，其实他内心深处也害怕，却保持着镇定。他也担心，但更多的是坦然面对。他告诉我等阿姨百年之后，他想做一名居家护理的志愿者，用所学的知识服务更多的人。

陈叔叔每次看到我都主动开口说话，新买了破壁机会告诉我，带了什么饭菜水果也会告诉我，我也很受感染，因为他的精神感动着我，当有一天我自己面对脆弱或衰弱的时候，我就想成为他那样的人，当死亡来临的时候，我想和他一样，坦然面对。我想向他学习，听他倾诉，我很庆幸自己能有机会走进陈叔叔的内心世界，我将继续努力，让自己的一言一行温暖每一个人。他和庄阿姨的爱情让我不再羡慕街角拥吻的情侣，倾听了他们的故事，我很羡慕阿姨能有他这样执着的陪伴和照料。相依相守共白头，最动人的感情也莫过于此吧！

49. 放手也是爱

施艳洪[①] 赵 洁

故事主人公:安宁疗护科护士

记得今年春节过后的第一天,我接待了一位88岁的肝癌晚期患者——张阿婆,她身体消瘦,面色蜡黄,看上去非常憔悴。因患病多年,这次入院肿瘤已多处转移。许多大医院已经无能为力,但他的儿子还是希望能有奇迹发生,他不愿放弃治疗,一直恳求医生要给母亲用最好的药物。治疗期间张阿婆几次病情突变,都在她儿子的要求下,实施抢救,看着母亲痛苦的表情,以及身上插满的导管,儿子捂脸痛哭起来……那天我来到张阿婆床边,只见她儿子呆呆地坐在病床旁看着母亲,母亲一直闭着眼睛,偶尔皱皱眉,无力地呻吟着……我轻轻地走过去拍拍他的肩说:"我们能聊聊吗?"他回过神来,低头跟我走出了病房,他像一个无助的孩子,开口第一句话就说:"护士,其实我知道,我母亲这样拖下去很痛苦,所有的药对她已无济于事,但不救她,我过不了自己良心这道坎,哪怕只有一点点希望,我都不想放弃。"说着说着他哽咽了,豆大的眼泪滴了下来。我默默地把纸巾递给了他,待他情绪缓和了一些后,我说:"在你母亲最后的时间里,让她没有痛苦、不留遗憾地离开,何尝不是最好的解脱。"他微微点了点头,说再考虑考虑……

---

① 主管护师,护理专业本科学历,毕业于江苏省扬州大学学士学位,上海市徐汇区枫林街道社区卫生服务中心中医安宁疗护科护士,从事安宁疗护6年。专科特长:安宁疗护、中医护理,2019年获上海市社区卫生协会第三届感人故事比赛优胜奖。

三天后的中班，我又来到阿婆床前，阿婆的气色明显比之前好了许多，她儿子告诉我，自从上次和我聊过之后，他和母亲进行了一次深谈，母亲告诉他，自己已经没有多少时间了，儿子的心思她明白，但是这个病太痛苦、太折磨人，每一次从鬼门关回来，母亲就要经受更大的痛苦，现在最大的心愿是能把母亲的痛苦减少到最低，虽然不忍她离开，但更不忍心看她如此痛苦，像这样没有质量地活着，延长时间还有何意义，他终于放下了……之后的每一天他和母亲都在开心、愉快中度过……

死亡是不可抗拒的自然规律。“不知死，焉知生！”做好死亡教育，让更多的临终患者及家属能够正确面对死亡，缓解内心的悲痛，从而珍惜眼前的每一天，不留遗憾，这是我们的职责所在。叙事护理让我们学会倾听，挖掘患者最深处的想法，引导他们疏泄情绪，减轻内心的伤痛，以健康的心态面对生活就是叙事的魅力。

50. 为爱而勇敢拼搏的他

施艳洪

故事主人公:安宁疗护科护士

在现代这个谈癌色变的年代,一旦患癌就等于自己给自己判了死刑,癌症患者的身心都备受煎熬,不良的心理反应势必会影响治疗的效果。让叙事护理带领我们走进患者的内心,打开他们的心结。

我所讲述的他是一位大叔,我管他叫王叔。王叔今年 66 岁,去年 5 月份出现烧心、吞咽时有些不畅,起初没在意,只是觉得胃不舒服,7 月份体检时查出食管恶性肿瘤,一直采取保守治疗,结合药物和放疗,因为放疗的反应,王叔的头发变得稀少,脸色憔悴。虽入我院调养,但放疗还是不间断,周一到周五,不管阴天下雨或身体如何不舒服,他总不缺席。有一天清晨我巡房时,看到他有些眉头紧锁、唉声叹气,我就问:“王叔,怎么了,是身体哪里不舒服吗,你能和我说说吗?”王叔勉强挤出笑容说:“没什么,就是喉咙有些灼热,没什么胃口。”看到他如此的不适,我尝试劝他隔天去放疗,但他却坚持说:“我可以的,哪怕再难受也要坚持,我要活着。为了我的老伴和我的家活着……”看到我疑惑的表情,王叔又说:“你可能不理解,我和我老伴结婚 40 年了,我们的感情很深,从来没吵过架,我儿子工作忙,家里的家务我全包了,我是男人,累点没关系,现在我生病了,什么都做不了了,所有的事都要我老伴操劳了,她既要管家里,又要照顾我,我过意不去,我不想让她每天都来陪我,这里有医生、护士、护工 24 小时照顾,我挺好的,可她就是不愿意,所以我就不高兴了。”我笑着说：“王叔，我知道您是心疼阿姨，如果是阿姨生病了，那您怎么做啊？”王叔说：“那我肯定陪着她，做她爱吃的饭菜，给她说说笑话，逗她开心！”我又说：“那阿姨是不是也是这么想的呀？”王叔又说道：“其实我知道我老伴的想法，我也想她陪着，我只是心疼她，怕她受累，她要是再累倒了可怎么办啊！”我安慰他说：“王叔，阿姨想陪着您，她也离不开您，您心疼她，不如多和她聊聊天，说说笑笑，她看到您好，她也放心了！您放疗结束得早，阿姨就可以早些回去，这样也能好好休息。再说您现在精神也好了，身体也在慢慢地康复，等您各项指标都正常了，您就可以出院了，阿姨也就不用这么辛苦了。”王叔又说：“其实我心里清楚，只是迈不开心里的坎，听你这么说，我也就想通了，我好好治疗，和老伴开开心心地过好每一天。”

通过我的劝说，王叔和阿姨和好了，从此在病房中多了这样一幕，一位身材瘦瘦的女士坐在床边陪着一位面色灰黄、头发稀少的男士一起聊着天，回忆过去，聊聊将来，你帮我捶捶背，我帮你揉揉肩，两人的眼神中流露出满满的爱意，问彩云何处飞，愿今生永相随！

癌症患者不仅仅是为自己而活，他们更是为爱而活，爱让他们不放弃，不退缩，与病魔进行着顽强的斗争。学习叙事护理后，我了解到癌症并不可怕，关键要有顽强的意志和战胜疾病的信心。俗话说“三分治疗，七分护理”，由此可见护理的重要性。通过叙述护理，我们以倾听的形式走进患者的内心，引导他们打开自己的心结，疏泄情绪，增强信心，从心理上配合治疗，战胜疾病，恢复健康。

51. 愿得一人心，白首不相离

施艳洪　赵　洁

故事主人公:安宁疗护科护士

百年如一日，总有这样一个人，不管刮风下雨，他总是一如既往，早早来报到，提着一个手提袋，鼓鼓囊囊的，躬着腰，慢慢地步入病房，而床上的阿婆看到他眉开眼笑，两只眼睛眯成一条缝，嘴巴咧到耳根，他就是这位阿婆的老伴。他们共同走过了50多个春秋，彼此相互信任理解，相濡以沫。阿婆因早年操劳，血压偏高，一直服用降压药，5年前的一天清晨，起床时阿婆突然出现言语不利，一侧肢体活动障碍，医生诊断为脑干急性脑梗死，从住院至今一直卧病在床，为了减轻子女负担，住院期间一直都是老伴来照顾，阿婆言语不利，只能用哭闹，摇头等方式来表达自己的意愿，每次老伴都不厌其烦，细心琢磨阿婆的意思。饮食上，不管阿姨吃多少，他都亲自下厨，变着花样，用保温杯送来，一勺一勺喂给阿婆。为了防止肌肉萎缩，老伴总是用温水热敷，按摩四肢！这5年来，阿婆身上皮肤完好，营养均衡，各项指标都正常，这离不开老伴的功劳！

记得在夏至的某一天早晨，天色灰暗，乌云密布，响雷一个接着一个，风吹着树枝嚓擦作响，顷刻间，倾盆大雨就落了下来，瞬间地上就积满了水。早晨我们照例巡视病房，床旁交接班，走到这间病房时，只见阿婆心神不定，愁眉苦脸，询问后才知道原来是担心老伴，阿婆眼眶渐渐湿润，眼角泛红，从眼中看出满满的担心和心疼，我尝试安慰阿婆，这时只见门口进来一个人，一手拎着雨衣，一手拎着手提袋，雨水打湿了他的大部分衣服，阿婆看到他，眼眶中的泪水再也控制不住地涌出，并号啕大哭起来，嘴里还说着听不太懂的话语，但老伴却安慰说："没事，雨小了我才来的，不用担心我！"事后我也劝导阿婆的老伴说："大叔，您自己的身体也要保重啊，天气不好就在家休息，阿姨这里我们会照顾好的！"可是他却说不放心！于是我想起了学习的叙事护理，也许可以帮助他们。我问："那您不来的话，阿姨会饿着吗？"他摇摇手说："那不会的，护工小徐也会喂她吃饭的。"我又说："那如果您身体垮了怎么办啊！"而他却说："我身体好着呢。""我说如果，那阿姨是不是更没有人照顾了，到时候你们两个都要人照顾了，怎么办啊？"我看他有些犹豫，我又问："我们这里好吗？"他一脸肯定地说："这里服务、设施都不错，护工也很好，把患者照顾得很不错！""那您还有什么不放心的呢？"他说："我只有看到她才放心！"我笑着说："大叔，您会用微信吗？我们可以加个好友，如果天气不好，您和阿姨可以用微信视频，这跟见面是一样呢，你们也可以说话聊天，这样您总放心了吧，而且我没事也可以经常来看他，陪她说说话！"之后我和大叔加了微信，并教他怎么使用微信，一切搞定后，大叔笑着连声说："这个好，这个好，这样我在家也可以陪她了，现在她躺在床上更需要我的关心和照顾，老伴老伴，就要老来相伴！"听他说着他们生活的点点滴滴……

工作这么久，各种家属都能见到，什么样的人间百态也都能看见，但如此形影不离的爱情却让我触动，通过学习叙事护理，我能够帮助他们，帮助解决后顾之忧，让他们拥有饱满的心态面对生活，让叙事护理发挥它的温度，温暖整个世界。

52. 迟来的陪伴

张琦慧[①]

故事主人公:安宁疗护科护士

叙事护理,是医者或患者把从医过程中正规病例之外的细枝末节,心理过程乃至家属的感受都记载下来,使临床医学更加富有人性,而在所有病患的治疗求医路途上,每每让人谈及的常常是医生,却少有人会提到我们护士,但恰恰我们的护理是不可或缺的,三班倒地轮班,每时每分进入病房的时候,离患者最近的,不仅是家属或陪护,还有我们的护理人员!12月的某一天,季节的寒冷加剧了人心的躁动。早上刚交完班,就听见电梯门打开后,救护车担架送来了那天的第一位患者。她就是145床的赵阿婆,入院诊断为“脑梗死”,两个女儿一个儿子,大女儿长时间定居于海外,小女儿虽住在一个城市却路程不便,家里还有小孙子要带。赵阿婆平时与儿子一家三口居住,生活起居全由保姆照顾,儿子虽同住在一个屋檐下,却还有自己的工作,早出晚归,经常是半夜到家,而此时阿婆却已经睡下了,也只能悄悄地在阿婆床边看一眼。长居国外的大女儿只有过年才回来。这次赵阿婆住院,是因为脑梗死后遗症伴肺部感染,在外院救治后仍生命体征不稳,血糖久居不下,不明原因的低烧,用药也不得缓解,医生告知家属病情治疗效果后,三位子女达成协议,转

---

① 护师,护理专业本科学历,毕业于中国医科大学,上海市徐汇区枫林街道社区卫生服务中心中医安宁疗护科护士,从事安宁疗护 6 年。专科特长:安宁疗护、中医护理。

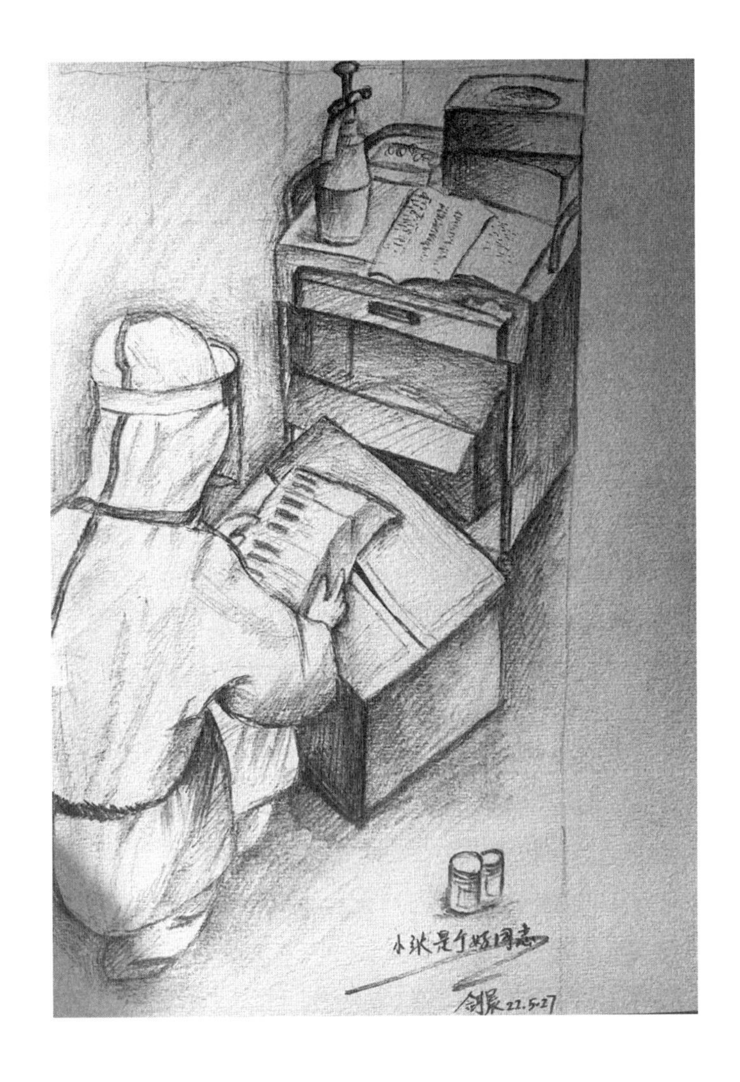

入我中心安宁疗护病床。作为当班安宁疗护专职护士，接待了赵阿婆的大女儿，由她来为赵阿婆办理手续。我先询问了家属是否了解安宁疗护，家属表示了解。在向阿婆大女儿介绍我们安宁疗护病区的环境及注意事项时，我又看到阿姨(阿婆大女儿)不自主地紧握着双手。我说："阿姨，您是有什么顾虑吗?"阿姨直直地看着我："姑娘，不是顾虑。在这个时候已经没有什么顾虑了。你知道是什么吗?"我看着阿姨摇了摇头，"是怕！真心地怕！现在虽然自己也已经一把年纪了，但当真的感觉要失去妈妈的时候，我是真心怕了！"……"姑娘，我去国外几十年了，在国外安乐死见怪不怪。每次回国，十天半个月地陪在妈妈身边，我也不是每年都能回来，家里的兄弟姐妹体谅我，在国外不容易，所以电话里经常是报喜不报忧。这次突然

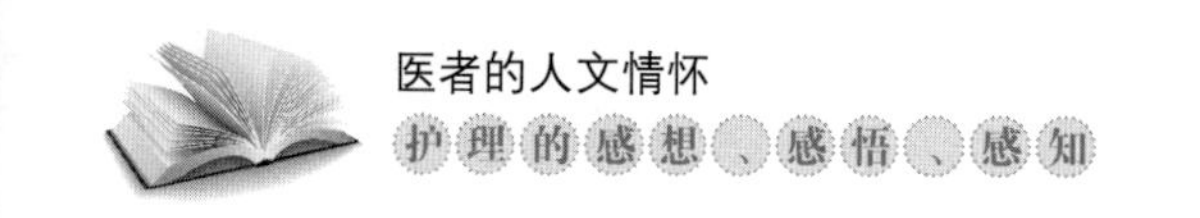

的通知，妹妹在电话里只说，姐，很久没回来了，回来看看妈妈吧。知道这通电话的话外之意，家里简单地交代好，就让我儿子订了机票就回来了。”此时，我默默地握住了阿姨的手，阿姨看着我哽咽着继续诉说：“现在我虽然在我妈妈身边，也能牵着妈妈的手了，可是，可是妈妈却已经不认识我了，叫她也没有反应了。”我说道，“阿姨，人在生命快要消失的时候，听力是最迟消失的，你的陪伴阿婆是知道的，并不迟！阿婆肯定是能感应到！”阿姨平静地看着我，眼里没了害怕和遗憾，郑重地跟我点了点头，“姑娘，谢谢你对我的安慰，和你的谈话让我能够更加努力地陪伴妈妈，不会给自己留下遗憾了！也让我知道了，我给妈妈的这份陪伴不迟！”

近1个月后，赵阿婆离开了人世，她的大女儿也回到了定居地，阿婆的其他子女也回归到他们原来的生活轨迹。所以，叙事护理使现今的医学更具有人性，也为现代医学概念所松绑，不再畏惧死亡，畏惧治疗。

53. 舒缓病房的故事

张琦慧　施　岚

故事主人公：安宁疗护科护士

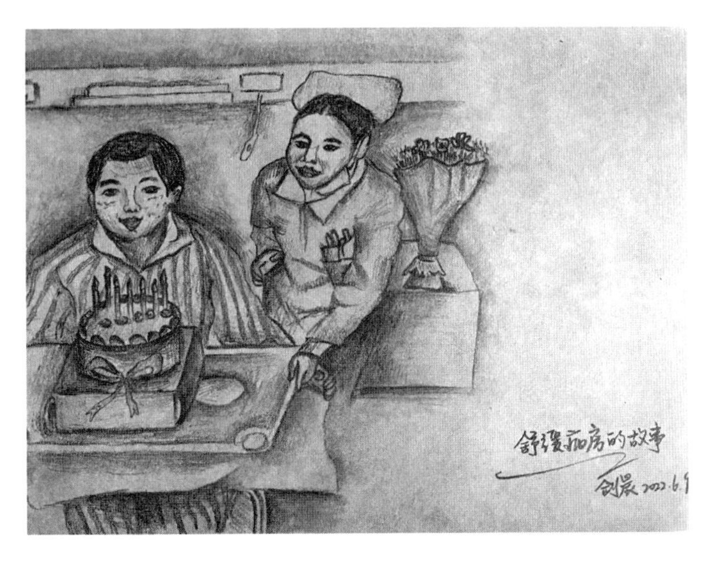

在病房里见过了痛彻心扉的生离死别情景，听到了撕心裂肺的悲痛哭声，这种患者带着笑容、家属怀着感激的情景，让我们舒缓专职护士这个职业有了存在的意义和价值，我比任何时候都对自己的职业充满认同感。

相对于其他护士，舒缓专职护士的工作内容及护理作用对于很多患者来说比较陌生。它是一种作为全面照顾，通过预测、防止及对痛苦的处理来优化患者生命质量，提高患者及家属的生活质量的一类工作。舒缓疗护贯穿疾病的始终，涵盖生理、心理、情感、社会认可等多方面。在当今医疗现实中，她们不可或缺，她们总是用“帮助与安慰”的心态去履行自己的职责。虽然在我国舒缓疗护处于实践起步阶段，但在112床的临终事件中可以很好地让大家了解我们舒缓专职护士的工作内容及对患者生活质量的重要价值，因此特地把这段故事记录下来分享给各位读者。

112床患者是有着一份人人艳羡的工作薪资水平的IT高管，退休后没有多久被查出胰腺癌晚期。三甲医院救助无望后联系到我们中医舒缓病房。当时的情景我记忆犹新，女儿独自陪伴救护车而来，慌乱的眼神、急促的语气、手足无措的样子像急了突然要离开家长的孩子。我来到床边，患者全身水肿，下肢弥散性血管内凝血已经出现。内心暗自叹气，了解这个患者可能会不久于人世。我一边对患者女儿讲，我们会根据评估给予相应的护理，尽我们最大努力让你母亲保持舒适护疗状态。一边为患者做生命体征测量及入院评估，在评估测量过程中翻身动作尽可能地轻柔，且每做一个需要的动作时我都轻声地告知患者。许是患者本身身体的不适导致的，每次动作患者都是皱着眉头点头表示同意，直到评估结束，我给她戴好腕带时，她轻轻地拉着我的手说“谢谢你哦！”脸上露出了一丝不算漂亮的笑容。我知道，尽管我动作轻柔，照护到患者的每一个动作都尽量减轻她的痛苦，但癌痛的生理性折磨导致她控制不住自己的难过才会皱眉头。癌症晚期的患者家属都曾经抱怨患者难伺候，折腾人，其实这时候她生理的痛楚只有这样才能够得到一定的缓解。我能够感受到患者在舒适状态时对于自己刚才皱眉行为的局促与不安，于是安慰她：“阿姨，没事，您有不舒服的地方可以让自己以舒适的方式放松自己。”

在她短暂的一周住院时间里，间歇清醒的时候，我们都会陪她聊会天，在聊天的过程中了解到患者有一颗爱美的心，喜欢每天打扮得漂漂亮亮出门，不会让别人因为她离异觉得她生活得惨淡。即使是去超市或菜市场，她也不会忽视妆容。在外人的眼里，她总是那么干练、漂亮、精致。在女儿面前，她总是表现出非常自信的一面，没有让女儿感觉到生长在单亲家庭中的物质和精神上的委屈。有时候忽然情绪低落，感叹生病了，没有力气打扮自己了。跟患者的聊天中了解到，她还是希望自己走得漂漂亮亮的，让女儿看到妈妈在精致的妆容中离世。我们转告了患者的女儿她妈妈的意愿。女儿悄悄带来了患者平时用的化妆品，女儿拿着一支精致的口红，告诉我们：“这是妈妈平时最喜欢的颜色，这个颜色衬得她皮肤白皙”。患者弥留时分，我看到患者努力表现出的笑容，我轻轻地从床旁桌里拿出那支口红，对着患者女儿说，让你妈妈再美一次，给你妈妈化个美美的妆容。我感觉到了患者眼神中强烈的期盼，看到了爱的需求。患者女儿用颤抖的手给自己的妈妈涂上了心爱颜色的口红，患者是带着满足的笑容走的，那一刻的笑容让女儿也得到了释然。她的女儿并没有大哭，而是用低沉的声音道："谢谢你们，在我没时间陪妈妈的时候，是你们陪着她度过这最后的时光，是你们让我满足了妈妈的愿望，妈妈走的时候对我是笑着的，感谢你们让我没有后悔，感受到妈妈的离世也不忘记对美好的渴望。"说完，她深深地朝我们鞠了一躬。而后，我抱了抱患者的女儿，轻声告诉她："你的妈妈是幸福的妈妈，她带着满足和幸福到了另外一个世界。"

在这个故事里，主人公对美的渴望与追求一直都在，她用最后的时光诠释了人生可以是另外一种活法，她不仅仅是自己幸福地离世，而且给儿女一种没有后悔的生活方式。

从医护方面，护士与患者及其家属建立积极的合作关系，尊重患者的意愿，尽力满足患者的合理要求。做好家属的工作，促进家属的心理适应，体现了优质的护理观。而作为舒缓疗护的专职护士，因为我们不一样的全方位护理，才能疏解患者和家属的紧张及焦躁情绪，让我们顺利帮助患者和家属共同度过其人生的最后阶段，同时良好地改善了医患关系。"常常去帮助，总是去安慰"在舒缓护士这个工作中得到了很好的体现。

第三章　来自莘天舱内“大白”的故事

54. 我的“班主任”日记

莫晓晨

故事主人公：莘天方舱医院—闵行区肿瘤医院护士

“全体起立，唱国歌！起来！不愿做奴隶的人们！把我们的血肉，筑成我们新的长城！……”

今天是2022年5月的第一个周一，小小的班级里面同学们面对着国旗，唱国歌，我们进行不一样的升旗仪式。这是来自不同地方、不同学校的几名初中生，在这里他们不仅要完成每天的网络课程，还要完成一项重要的任务——方舱隔离。

我叫小莫，是负责方舱医院学生们的“班主任”。来到这里工作已经18天了，我们每天接收着新冠阳性病患。最近一段时间，收治了一些小朋友，有学龄前儿童、小学生、初中生。

有一次在巡房的过程中发现舱内的环境不能让孩子们很好地进行网络上课。条件所限，同学们都是扭曲着身体半坐在床边做作业，想着自己也有一个今年面临中考的女儿，眼前的一幕让人很是心疼。同时这一情况早已引起方舱指挥部领导的高度重视，他们发出了社会求助，在不到12小时内，我们里应外合在舱内创建了3个教室，分别是学龄前儿童的春苗班、小学生的扬帆班和毕业生的志成班。每个班级我们的布置都非常有特色：春苗班里的设施都来自社会幼儿园的援助，让小朋友消除陌生感，有一种亲切的感觉；毕业班我们安排在比较幽静的区域，减少人员的打扰，让同学们在里面安静地上课。而我也会每天提前10分钟进教室，用消毒湿巾擦拭每一张桌椅，和同学一起布置教室张贴立志的标语：不负韶华，不负时代，在青春赛道上跑出当代青年的最好成绩。

学龄前的儿童就比较活泼好动，他们充满了好奇和想象，我们为他们量身定制了属于他们的课程表，丰富舱内的生活。第一节课我们就安排了小朋友学习七步洗手操，怡婷老师在前面示范："小朋友，跟着老师一起来，先搓搓手心，再搓搓手背……"

小朋友们认真地学习着，洗完之后举着小手："小莫老师，你看看，我的小手干净了没有？"

"嗯，很干净哦！真棒。"我会心着笑了。

"小莫老师，我的大树画得好不好看？"小丽（化名）是一位5岁的小孩，奶奶带着她来到这里，她每天都会准时来课堂上课，特别喜欢画画，画得每一张都有模有样。

"嗯，好看，颜色也涂得很不错，真厉害！"

"小莫老师，我很喜欢这里，之前在酒店，每天待在房间里面，很无聊。在这里有好多玩具，还有你们陪着我们画画、搭积木、跳操，好开心。"小丽边涂着颜料边说道。

"丽丽，在这里害不害怕？"我轻声地问道，毕竟在这样一个环境，还是很担心孩子们的心理。

小丽毫不犹豫地摇摇头："不害怕，这里有医生叔叔和护士姐姐在，我不害怕。"

"我也不害怕！"旁边4岁的悠悠（化名）也说道。

"哇，你们真棒，走，跟老师跳操去，我们要劳逸结合。"

"好的"小朋友们开心地拍着小手。

刚来方舱工作的时候，我有点不适应，每天都会想念自己的两个孩子，姑娘要中考了自己在家学习得怎么样了；儿子也只有5岁，在妈妈那里住得还习不习惯？毕竟那么大了，第一次离开我那么久。

渐渐地做了班主任，每天和孩子们在一起，晚上还会和组员们一起"备课"，丰富小朋友的课堂内容，把对孩子的思念寄托在舱内孩子的身上，尤其是那些爸爸妈妈不在身边的孩子，和我女儿一般大的小涵（化名），无论是学习上还是舱内生活中，我都会不厌其烦地问她："妹妹，昨晚睡得好不好？有什么需要阿姨帮忙的吗？"小涵是个内向的女孩，每次她都会笑着说："阿姨，我挺好的，放心。"

小涵出舱的那天，特意来到我面前："阿姨，我今天回家了，谢谢你这几天对我的照顾，这是我折的千纸鹤送给你！"我伸手接过她折得各种颜色的千纸鹤，眼眶里顿时一股热流:“谢谢,小涵,走,阿姨送你到门口,东西都没忘记吧？回家后要注意休息,知道吗？多喝水,勤洗手……”妈妈般的唠叨又开始了。

挥一挥手,我们再见了,在这里相遇是一种缘分,与其说这段时间是我照顾了你们,还不如说是你们陪伴了我。看着我的“学生们”一个个“毕业”回家了,心里很欣慰,教室里面留下了好多你们的作业,“老师”一一把它们拍下来留个纪念,这将是我今后很珍贵、难忘的工作经历。疫情无情,但隔断不了我们呵护孩子的心。加油,上海!

55. 愿我们都心中有梦，眼里有光

▍蒋慧萍

故事主人公：莘天方舱医院－闵行区肿瘤医院护士

写在第 72 个“六・一”国际儿童节前。

参加疫情封控期间静脉通路小组上门换药工作已经 2 个月了，我们这支队伍成立的初衷是为解决因疫情防控小区封闭管理后，不能正常去医院进行每周一次的 PICC 维护或每个月一次的 PORT 维护患者的需求。服务的人群也是特别需要我们去关注的肿瘤患者。两个月的时间，我经历了工作 20 多年在医疗场所无法带给我感受。上门服务期间每敲开一扇门，都是一个故事，一段人生。有希望，有忧郁，有抱怨，但更多的是感恩。

萱萱是一位 7 岁小女孩，漂亮乖巧是她给我的第一印象。第一次上门给她进行 PORT 维护的时候，一进门就看见躺在客厅小沙发上的她，正在看动画片，笑声很欢快。一听见有人进门，马上看向我。由于我上门工作是全套“大白”装备，她先是露出惊讶的表情，随即马上朝我甜甜的笑容，马上戴上了卡通图案的口罩，并和我打招呼问：

“阿姨，你是来帮我换药的吗？”

“对啊，你怎么知道的啊？太聪明啦！”我说。

进门后我和萱萱爸爸简单说了一下我们的工作流程和需要的东西，在她爸爸准备物品的时候，小萱萱对我们提出了一连串的问题：“阿姨，你的袋子里是什么呀？你会弄吗？你穿这么多和我在医院里看到的医生不一样……”

我一边准备换药的东西，一边和她聊天。

“这个袋子里是今天我带来帮你换药的物品，你看看和你之前在医院里的是一样的吗？”

“之前你在医院里是怎么做的呀？一会你看看阿姨做得好不好？”

考虑到萱萱只有7岁，在前期物品准备的时候，我们特意向医院提出申请，通过护理部的多方协调，终于拿到了一个适合儿童的PORT针。但在实际操作前还是想再和家属确认一下针的型号和大小。所以我问她爸爸家里有没有备萱萱的PORT针，或者知不知道之前用的是什么样的针。他爸爸找了一会后说这些事情本来都是萱萱妈妈在弄，他也不是太清楚，应该没有存货，每次都是医院直接使用的。原来萱萱妈妈也是一名护士，由于疫情需要，已经在医院工作一个多月没有回家了。就在这时候，萱萱说：“阿姨，我知道的，你让我看看你带来的针是什么样子的？”“好呀，那萱萱你来帮助阿姨检查一下，带来的针是不是和你平时用的一样啊？”这时候小家伙像模像样、认认真真地看了一会，慢悠悠地说：“嗯，阿姨，和我平时的一样，但又不完全一样，我以前用的针没有小翅膀。”可以看出来萱萱的观察能力非常强，我准备的针是防针刺伤型号，在普通款的基础上对出来一个卡扣，也就是萱萱说的小翅膀，内设弹簧保护，一旦针头拔出，装置会把锋利的针头锁死，不可再次使用。在我进针的时候，还是有些顾虑的，担心孩子不配合会晃动身体，不能一次插针成功从而污染、浪费针头。又怕孩子的皮肤娇嫩，会弄疼孩子。可能萱萱看我在犹豫，说：“阿姨，你扎吧，我不害怕的，每个月都会扎一针的。”“嗯嗯，好的，那我们现在123开始屏气，太棒了，我们扎好了，阿姨有没有把萱萱弄疼啊？”“嗯……有一点点疼，但也不是很疼。”说完后用她那闪烁的大眼睛看着我。换药很顺利，消毒、抽回血、冲管、封管，不一会就弄好。拔完针后，我又仔细地和爸爸说了一下注意事项，这时，萱萱一边看着刚刚换药的地方，一边和他爸爸说：“爸爸，阿姨换药真仔细，比我在医院里还要好，动作也很温柔。”说完还朝我点点头，用她那闪烁清澈的明眸看着我。这一瞬间，我突然备感温暖！这样一个弱小的身体，却有着和大人一样的坚强，所有的美好终将如期而至。

孩子的世界是纯粹的，也是简单的。即使现在不能和小朋友一起外出玩耍，也暂时缺少了妈妈的陪伴，但她却能和星星对话，奔跑在天空，和云朵彩霞为伴。宋庆龄说：儿童是我们的未来，是我们的希望，我们要把最宝贵的东西给予儿童。对儿童要恪守我的天职是我们根深蒂固的传统之一。守护孩子也是在守护我们的未来！

56. 方舱的跑者

苟晓梅

故事主人公：莘天方舱医院－闵行区肿瘤医院护士

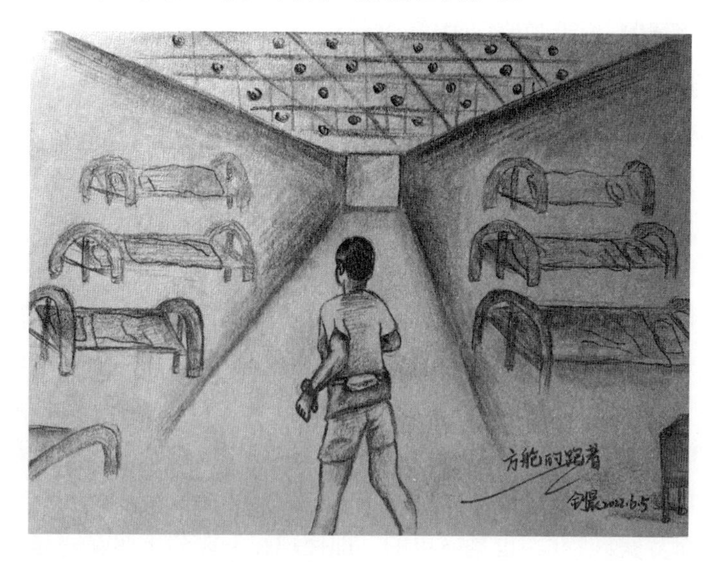

今天我上的是凌晨 3 点到 7 点的班，像之前一样打印核酸条码贴管子。在我巡视重点老人的区域后。突然发现一个穿着白色 T 恤的中年大叔从走廊的那头跑过来，我心想是不及发生了什么事。我走到走廊上，正好大叔跑了过来，我问大

叔："大叔，发生什么事了吗？"大叔停下来诧异地看着我说："没发生什么事，我是在跑步。"我当然尴尬地说："不好意思啊，我还以为发生什么事了啊，大叔，您继续跑。"说着我往边上后退了一步，大叔笑着说："没事的，小姑娘。"一边说着一边又开始跑了起来。

转眼间，大叔停了下来，向我走过来，微微有点气喘说："小姑娘，我跑好啦，我跑了 30 分钟。"我差异地说："这么快就跑了半小时啦。"我投去了羡慕的目光，大叔接着说："跑步跑起来，时间过得很快的，我太开心啦。"我笑着说："大叔你是开心跑好步了吗？"大叔说："差不多吧，其实我是开心终于有地方跑步啦，我之前住在隔离酒店，在酒店里我只能原地跑，有时绕着在房里跑，一会儿就头晕，地方太小啦，现在来方舱啦，地方大，我终于不用原地跑步啦，而且这里的饭又好吃又有营养，你们还对我们这么关心，让我觉得很幸福，谢谢你们！"我说："这是我们应该做的。"大叔接着说："小姑娘，你们这么辛苦，但是有时间也一定要锻炼身体哦，身体健康才是最重要的。"我说："是啊。"大叔又接着说："要多吃点，不要减肥哦，你不胖。"我一听这话就笑起来说道："我胖啊。""胖什么胖，你不胖，不多吃点没抵抗力，你们穿着这大白服，又闷又热，还要干活，不多吃点，肯定不行的啊，你们这么辛苦。"大叔说："我觉得这新冠并不可怕，我阳啦，没有任何症状，我还是该吃吃、该睡睡，该运动就运动，没有任何改变，而且在我人生中多了一段难忘的经历。我们一起加油，你忙吧，小姑娘，不打扰你啦。"我开心地回了一句："加油！"

看着大叔的背影，在这清晨 5 点早上，天空蒙蒙亮时，那件白色的 T 恤是那么的亮丽，犹如清晨的第一束阳光，是那么的温暖和耀眼。

57. 民族共抗疫　方舱“热哈卖特”

蒲　叶　赵娟娟　邱优霞　李孙美

故事主人公：莘天方舱医院—闵行区肿瘤医院护士

今天是劳动节，连续转阴的患者越来越多，出院的患者也越来越多。方舱里，每天都在上演着一幕幕感动的场景。今天也不例外，早上出院的人中出现了一名特殊的患者——我们的少数民族同胞——新疆人民。

一早，舱内喇叭传来医护人员求助的声音：“大家请注意，广播一条消息：现在护士站有一位新疆朋友不会说普通话，急需帮助，有会说新疆话的朋友，请到护士站来，谢谢！”话音刚落，匆匆走来一位年轻小伙：“我会说一点新疆话，需要帮助吗?”我们简要讲了一下情况，年轻小伙将这位新疆朋友的一张手机截图进行了翻译：“我不会说普通话，前段时间来上海找工作不幸感染新冠，现在身上也什么没钱，在上海也没什么朋友，但是通知我马上要出院了，我不知道现在该怎么办。”我们了解了新疆朋友的困惑后，立即联系指挥部，指挥部明确指示：绝不能让他露宿街头，我们指挥部会负责联系相关的隔离酒店，请转达新疆朋友。5 分钟后，舱内视频对话再次响起，指挥部表示：新疆朋友隔离观察点已联系好，我们会派专车接送，请告知他耐心等待。志愿小伙将指挥部的通知用新疆话转达给了新疆朋友，只见这位新疆朋友给我们鞠了一躬，眼里含着感动的泪水，双手合十，用新疆语和蹩脚普通话切换连声道：“热哈卖特”“谢谢”“热哈卖特”“谢谢”……

此刻，我们对于自己不会新疆话、无法有效沟通极为无奈，这位志愿小伙给予了我们极大的帮助，更架起了我们与少数民族间的友好桥梁。此时的掌声与称赞属于这位热心志愿小伙。志愿小伙离开护士站时说：“没想到我在方舱的第一天就做了一件好事，我希望能在这里做更多的事情来帮助大家，一起加油！”

在这场疫情大战中，我们每一个人都是战士，每个人职责不同，但都积极参与抗疫，阳光总在风雨后，相信疫情终将过去，“无疫节”快乐！我们必胜！

58. 你永远可以相信大白

吴红梅　郝凌云　周雨婷

故事主人公：莘天方舱医院一闵行区肿瘤医院护士

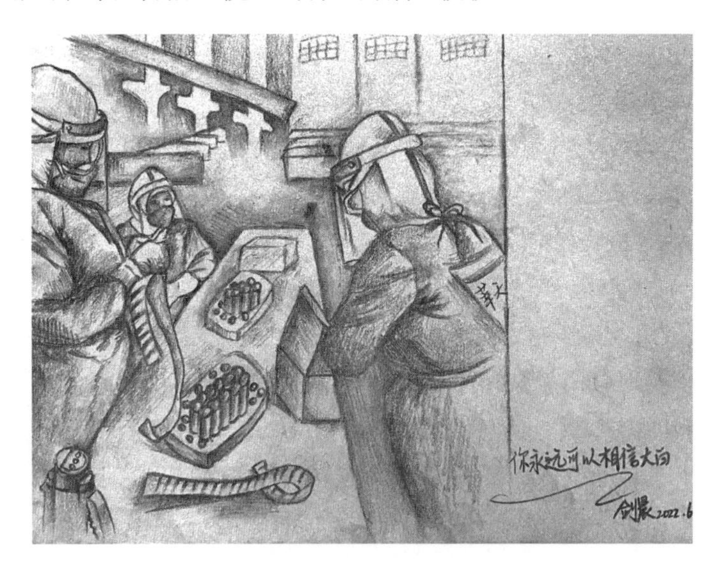

经过对方舱医院工作一周多的摸索与适应，我们这些闵行区肿瘤医院方舱队员已经对舱内流程十分熟悉了。准时交接班后，又会是一番忙碌。首要的任务是安排发放早餐，满足舱内人员的口腹之欲。保洁保安们都会热心地帮忙一起发早饭。此时，大喇叭的声音响起："各位舱内的'战士们'，现在早餐会陆续地发到你们手中，吃好早饭，我们要开始核酸采样了，请将您的试管拿在手上，采样时有序排队，保持间距，今日采鼻拭子，大家只要露出鼻孔即可，采样时头稍向后仰，没叫到的床位请等候，不要扎堆排队，谢谢大家的配合！"

有序的工作部署事半功倍，40 分钟后，舱内 4 个采核酸点位已准备就绪，同时大家的早餐也都吃完了，一旁的保安秩序也维持得很好。接下来，开始核酸采样了，我和 119 护士被安排在舱中间主干道一端的采样点。在前期工作的铺垫下，过程开展稳中求进，可能大家都已经习惯了鼻拭子，很配合，当我采到第 88 个的时候，迎面走来的是一位 60 岁左右的阿姨，微胖，烫着卷发，北方口音，挺有福相的。我说："阿姨请您把鼻子露出来，头稍向后仰。""好的好的，既然来到这里，肯定配合你们的工作。"说罢，阿姨很配合地完成了采样，之后停顿了几秒，瞬间崩溃大哭，一下子把我吓到了，一开始我以为鼻拭子的采样造成她的不舒适，119 护士开玩笑地说："阿姨，您怎么了，没事吧，是不是我们弄得你鼻子不舒服了。"阿姨直摇头，我接着说："阿姨，您先回到自己的床位上可以吗，等我们采完核酸过来找您。"阿姨始终不肯走，她说："你们得工作，我不打扰你们，我就离得远远地看着就行了。"当时我们很不理解，不知道阿姨到底是怎么了，我在想是不是我操作时拭子插得太过深入了导致了阿姨的负性情绪。由于当时后面排队的在等候，没有和阿姨进行过多的交谈，想着等一下采样结束去阿姨那边问一下情况。

今天的工作出奇的顺利，大约半个小时，我们就顺利完成采核酸，样本送走之后我和另一位组长还有 119 护士一起去看了那位阿姨，径直走到阿姨的身旁，只见她坐在床上，背着身，默默地擦着眼泪，不明就里的我们三个人连忙上去安慰："阿姨，前面您一下子哭了，有什么心事吗？有事可以跟我们说一下，说出来心里会舒服的，你永远可以相信大白。"

阿姨开始突然来了精神，娓娓道来："知道我看到你们为什么哭吗？我心里难受啊，我的女儿和你们是同行，因为疫情已经三年没有见面了，这次也是因为我身体不好来上海医院看病，没想到病也没看成又被感染了新冠，我女儿天天上班住在医院不能回家，也不敢回家，家里有小孩只能靠我亲家照顾，现在我的女儿也在方舱里上班呢，所以我一看到你们就仿佛看到了我的女儿，你们这些小姑娘是真的很辛苦，穿这个衣服这么闷，不能吃饭、不能喝水、不能上厕所，想想我都觉得难过！你们去忙吧，我没事的，哭出来心里舒服多了。"

我们一边安慰阿姨，一边个个眼睛里泛起了泪花，面屏上蒙上了一层淡淡的水汽。"阿姨，您先好好休息，先不要想那么多，疫情总会过去的，现在信息这么发达，您想女儿了，可以等她下班给她打电话聊聊天啊，发视频也行啊，你们还可以小孙女、女儿和你三个人一起视频连线呢。再说，我们都是'您的女儿'。你永远可以相信大白，有心事、缺什么东西、住在这里有什么困难，就跟我们说，不要憋着啊。"阿姨说："哪敢给她打电话啊，你们这上班我知道有夜班，要让你们休息好，有时候好不容易睡着了，被电话吵醒了可就不好了，谢谢你们小姑娘啊，我会坚强的，我们一起努力，争取早点出去，疫情过去就能见到我的女儿了，你们也要加油啊！"

比起疫情，人们更害怕的是冷漠。身为确诊患者的阿姨和我们方舱值守的大白，短短的几句推心置腹，让心与心的距离一下子拉近。经过将近两个月的奋战，在全社会的共同努力下，疫情得到了有效的遏制。这当中，离不开医务工作者的全力以赴、社区基层工作者的日夜守护，更离不开千千万万个普通市民的配合与支持。今天这个哽咽的阿姨和她的女儿只是其中的一个缩影，身为大白们的家属，更应理解抗疫工作的不易与艰辛。疫情面前，没有一个人是旁观者。感谢大白、患者、家属的点滴付出。阿姨，不要哭，我们互相加油！不久的将来，我们一定会送走一批批康复的患者，最后迎来关舱，告别的时刻，大家也将回到温暖的家中。一切随之恢复如初，回到从前。但我相信，留在彼此记忆深处的温暖与感动将永不磨灭，这段战斗的经历将永不磨灭。

共克时艰，共同抗疫。莘天加油！闵肿加油！闵行加油！上海加油！

59. 方舱内“370”逆行战“疫”

吴红梅　李孙美

故事主人公：莘天方舱医院—闵行区肿瘤医院护士

今天是开舱的第一天，先让我来解码——“01369”，每个人身上都有属于自己的编号，0开头是医生，1开头是护士，3开头是保安，6开头是保洁，9开头是消杀，指挥部用编号来区分防疫岗位、身份和责任，方便我们在舱内协调与合作，一切都准备就绪，各就各位，等待“阳”朋友们到来。

在“阳”朋友们没入住工作的间隙，耳边传来一句话：“你们是哪里来支援的护士啊？”我抬头第一眼看到了面前工作人员防护服上大大的编号“370”，心想：嗯！原来是我们舱内保安队长。回答道：“我们就是上海的护士，你们呢？”“370”一口北方口音说：“哦，我们是天津过来的，已经来一个月了，原本从东北到天津，是参加战友的婚礼，我是伴郎，婚礼因疫情取消，没参加成，回也回不去，就网上报名当志愿者，几番周转，被安排到了上海来，招募到这个方舱医院做保安，和你们医护人员共同战‘疫’，我们以后就是战友了，加油！”此刻，虽然看不到彼此的面容，但能感受到防护罩后面热情洋溢的笑容。一旁的护士同伴立即跟了一句：“对的！我们以后就是战友了，想想还挺自豪的！”隔了两天，我在舱内看到了“370”没有穿防护服，顿时诧异了一下，凑上去问：你这是什么情况？有点懵！他乐呵呵地说：“我‘牺牲’了，但我是无症状型，舱内有什么事情都可以找我帮忙，我还是舱内的志愿者。”虽然卸下了防护服，但“370”每天还是履行着保安队长的职责，组织舱内当值保安开会，安排一天的工作。我们护士站的同仁们向他投去了致敬眼神，一个勇于担当的志愿者、安保人员、防疫者，也是一个勇敢的“阳”朋友。“370”的逆行让我们感叹：每一个平凡的日子里都会那么一些人为了更好的明天负重前行，无论风雨沧桑，亦是岁月斑驳，都会有应对社会现状的“逆行者”。我相信不久之后的神州大地上，终将开出“春天的花朵”！

60. 我愿成风

吴 琼

故事主人公：莘天方舱医院一闵行区肿瘤医院护士

“孤独”是什么，汉语字典的解释为“独自一人，孤单”。

我问男友什么是孤独。他说：孤独就像一条河，它也曾汹涌过，但水流总会带来泥沙，淤久了这条河也就不存在了。

莘天方舱医院不久前被我们医院接管了，每天都有患者被送进来。这些人涵盖了各个年龄段。小孩们有家长陪着入舱，他们是被关爱的，像风中被护住的打火机火苗；年轻人们各自打成一片，他们是热烈而奔放，像熊熊燃烧的篝火；老年人们不爱动，常坐着发呆，像篝火燃尽后的木炭，闪着火，一阵风吹过，泛着火星，火光愈发耀眼，仿佛要重燃一般。

方舱医院普通的一天来了一位不普通的患者。九十岁，耄耋之年的老阿婆。听说她来自福利院，丧偶失独。我不禁有些失神，鳏寡孤独四个字她占了两个。往后的日子里，我总是格外关注她。因为我听到过太多老年人感染了病毒没有撑过去的病例了，就像寒冬一样，对老年人来说并不那么友好。

那日我见她佝偻着身子，拄着拐，夹着水杯步履蹒跚地走向开水房，我赶忙迎了过去，准备帮帮她。老阿婆倒是很固执，连连摇头表示不用，声明自己还没老。我无奈，只得陪着她走到开水房打水，并凑近告诉她，我是 111 号，有事儿您叫我。我心中暗自嘀咕：您老可真是不服老啊。

过了良久，时钟的指针已经指向 10 点，方舱里的呼噜声此起彼伏，突然想到一句辛弃疾的词“稻花香里说丰年，听取蛙声一片”，我忍俊不禁。我一抬头，发现老阿婆在护士台前的走道上慢慢踱步，想着也许呼噜声太大，老年人睡眠又差，起来走走好睡觉吧。本着护士的职责，我还是问了一下，阿太怎么啦，有什么要帮忙的吗？老阿婆没回话，许是没听见，也许是不想说话吧。就这样我看着她慢慢踱步离开，回到自己的床位，才安下心来。

眼见已然接近下班时间，我抬头看看窗外有没有需要帮助的患者，帮夜班的同事减轻一点负担。谁知又见到老阿婆在走道上慢慢踱步，想了想，我出了护士台，当面问问阿婆是否需要帮助。一出来我就见到阿婆夹着个水杯，我顿时明白了。阿婆一见我出来，立马就笑了。虽然满脸岁月的痕迹，但她笑得很真心，带着一点得逞的笑。

——阿太，是不是要喝水，我帮你去打水。

——阿妹啊，上夜班辛不辛苦，你们什么时候下班？

——啥？

我愣住了，我以为她会讲帮我打个水，结果给我问住了。无奈我只能配合着回答。

——不辛苦的，我们 11 点下班。

——那个……我有点渴了，你晓得的呀，年纪大的睡不着。

我再一次陪着她去打水，就这样陪着她慢慢踱步过去，和她有一搭没一搭地聊着。

这是我每天上班和老阿婆的日常。我很纳闷，为什么不直接让我帮她倒水呢。老人真的是倔强得有点可爱。

时间久了，隔壁床的奶奶告诉我，老阿婆总是会偷偷摸摸地看着我，一到我上班了，就会假装要去倒水，故意去和我说几句话，回来还要跟他们炫耀，111 号小姑娘可真好呀，做人客气的嘞。

这时我才明白，倒水只是幌子，想找人说话才是真的，大概真是太孤独了吧。

日后的班上，我都会主动去她那里，带着她去倒水，顺着她的步伐节奏，接着她的话题聊上一路，让这个短短的打水过程长一点，再长一点。

——阿妹啊，谢谢侬啊，谢谢。老麻烦你哈。

——没事没事，我应该的。您这么大年龄，我都得喊你阿太了，有事情叫我去做就行了。

奶奶回应我的是第一次紧紧握住我的手腕，由我带着她慢慢踱步回去。

老人确实是孤独的，她想说话，她想和任何一个人说话。但她又习惯了孤独，习惯了漫漫长夜，习惯了默默无语。只能用这种方式找个由头，来找我说话。

孤独是自成世界的一种独处，孤独是一种完整的状态，所以，孤独者是自成世界、自成体系的人，表现出一种“圆融”的高贵。可惜，常人真的很难做到忍受孤独，更不用说享受孤独了。阿太，我想说，集中隔离日子虽然不会太长，但是你在方舱的时间里，我想化作那道微风，给你带来陪伴，将那莹莹的火光吹得更旺，将那生活的热火重燃。

61. 隔离病毒，不隔离爱

李婷婷

故事主人公：莘天方舱医院—闵行区肿瘤医院护士

2022 年 5 月 3 日，我们已经在莘天方舱奋斗了整整 10 天了，在方舱医院的日子，我感受到了温情，也感受到了上海人民的爱……

今天轮到我们莘天第 7 组进舱，为了让上个班次提前结束“战斗”，我们都很默契地提前 30 分钟进舱，这样有充足的时间交接班。

今天像往常一样交接好班后，我们坐在护士站忙工作，有个阿姨急匆匆走过来：“护士，护士。”我说：“怎么了？”“我来了快一周了，昨天核酸终于是阴性，为什么今天又显示阳性，我都快急死了。”我说：“阿姨，你不要着急，昨天阴性，可能是假阴性，病毒在不同人身上的表现程度不同，核酸检测的准确性其实受很多因素的影响，所以我们这里每天检测，连续 2 次阴性才可以出舱。你多休息，多喝水，口罩戴好，相信很快就能转阴。”“这个一会阴一会阳的，搞得我都焦虑了。”“阿姨，像你这种情况很普遍的，不是只有你这样，建议你放松心情，多和家里人聊聊天，只有心情好，休息好，抵抗力才能提高，转阴的时间才能提前。”经过我们的解释和心理疏导，阿姨满意地回去休息了。

还有个小伙子，激动地跑过来说：“护士，护士，我今天报告出来了，连续 2 次核酸阴性了，是不是可以走了。”我查看了电脑确认了是连续 2 次核酸阴性结果。“首先恭喜你连续 2 次核酸阴性，其次我们这个班还没有下达出院名单，你可以晚一点再来询问，另外今天肯定不走的，等我们联系好，最早也要明天走的。”他失望地说：“啊！这样啊！”我耐心地跟他说：“不用着急，今天不走，也要做好防护，你可以提前准备收拾东西啊。不然走得太匆忙。”“你去向地址写好了吗？”“什么地址？”“就是你回去的地址，要填写正确，不然影响你出院的。”“护士，还好你问了，我还没填，谢谢！”告知他出院要填写好去向地址，扫了出舱宣教二维码，让他提前学习了内容，他很开心地说：“我正不知道回去怎么测核酸，怎么消毒防护，这里的内容都有，你们想得太周到了。”得到他想知道的答案，开开心心地回床位了，边走还边开心地打电话通知家里人。

这样很小的事情还有很多，舱内短暂的4小时，像一个大家庭一样，温暖缤纷。收患者时主动帮年长的患者提行李，前两天降温，主动询问年长的患者是否需要添被子，生怕抵抗力差冻感冒了。看上去微不足道，却是我们带去的一份温暖。隔离病毒，但不隔离爱。

我们虽然穿着厚重的防护服，隔离了病毒，但我们心里向光，有爱，乌云遮不住阳光，阴霾终将会散去，只要我们团结一心，定能战胜病毒，迎来摘下口罩、亲密无间的明天。

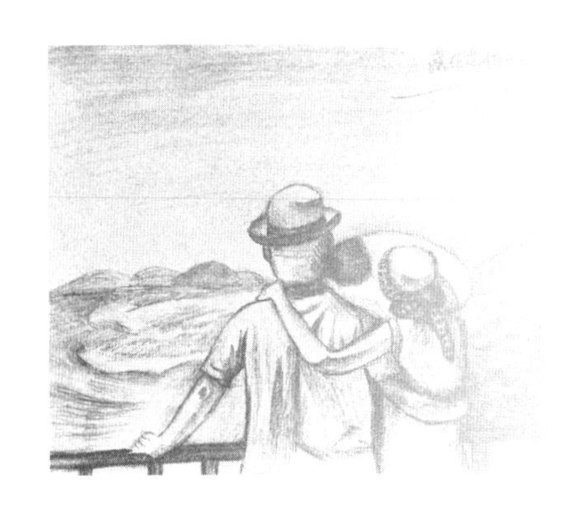

下篇
护理教学叙事

第四章
复旦大学附属第五人民医院护理教学理论框架

一、叙事护理教学

20 世纪末，叙事教育方法兴起于西方，并以其特有的作用机制和运作形式成为培养学生人文素质的良好方法。叙事教育是建立在现象学、解释学、女权主义、后现代主义等理论框架基础之上。通过对叙事资料的解释、分析和重构，为学生创设一个合作、信任的教学环境，以达到教育目的的一种描述经验、解释现象的教学方法。1993 年，美国护理教育 Diekelmann 首先将叙事教育方法引入护理教育，提出叙事来源于师生在学习、教学中的共同经历。自此，美国、加拿大等国的护理教育者开始在护理教学和研究中应用叙事教育。将叙事护理教学应用于护理人文教育实践，符合护士人文修养理论与实践相结合的课程特点。为进一步提高护士人文修养的教学效果，有效培养护理专业学生的人文素质，我们在立达学院护士人文修养课程中进行叙事护理教学，每年近 600 名护理学生学习叙事护理的知识，初步掌握叙事护理的临床应用技巧，并取得了较好效果。

（一）教学方法

课程教学目标：了解护士人文修养方面的基本理论知识，掌握提高护士人文修养的技能方法。教师根据课程教学目标，在参考相关文献和史瑞芬等主编的《护士人文修养》的基础上，制订教学计划。教学内容包括护理人文关怀、生命与死亡教育、护理职业道德、护患关系与沟通、护理与社会、护理与文化、护理美学与礼仪、护理科学思维等。叙事护理教学在护士人文修养课程中的应用形式如下。

(1) 平行笔记的分享与讨论。

2001年1月,美国哥伦比亚大学医学院的内科大夫 Rita Charon(丽塔·卡蓉)提出叙事医学的理念,倡导临床医生通过书写平行病例,来更多地获得患者疾病痛苦历程中的心理感受网。平行病例要求学生用自己的语言来书写患者的疾苦和体验,以此锻炼学生的反思与评判性思维等。作为叙事医学理念在护理中的延伸,我们的叙事护理教学中采用平行笔记(pamllel notes)的形式,它不是护理知识要点的记录,而是学生在知识习得过程中个体情感的触动。平行笔记类似于反思日记,正如国外学者 Gillis 提出的"记录反思日记是一个促进探究和反思的过程,从而获得新的体验"。学生在讲述自己所闻、所见以及亲身经历的事件过程中,表达个人的观点、想法和感悟。授课教师根据课程表,提前1周布置下周课堂讨论的主题,包括感恩生命、死亡、疼痛、人文关怀、人际沟通5个主题。要求学生根据讨论主题与自身生活、学习经历,课下完成平行笔记的书写,并在课堂上进行展示。课堂展示时每个小组包括4～6名学生,每个小组完成其中1个主题。每名学生汇报3～5分钟,将各自的感悟与触动展示给全班同学,然后同学进行讨论和点评。最后,教师利用10～15分钟进行本次平行笔记汇报的总结。在"护理人际沟通"课上,小组同学通过具体的生活沟通事例分享、经历叙述等方式,发表自己的见解,为理解和应用人际沟通技术建立了良好基础。

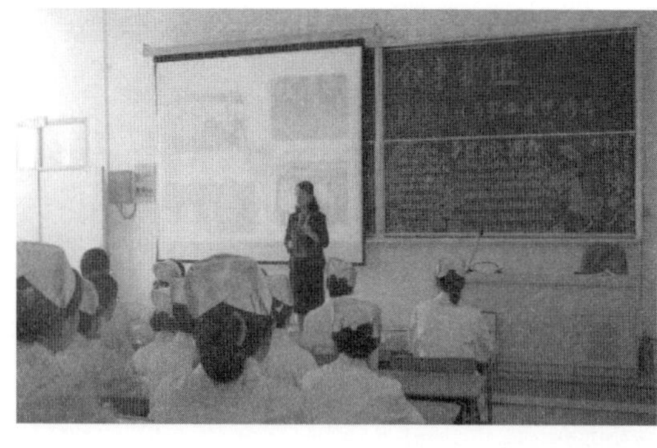

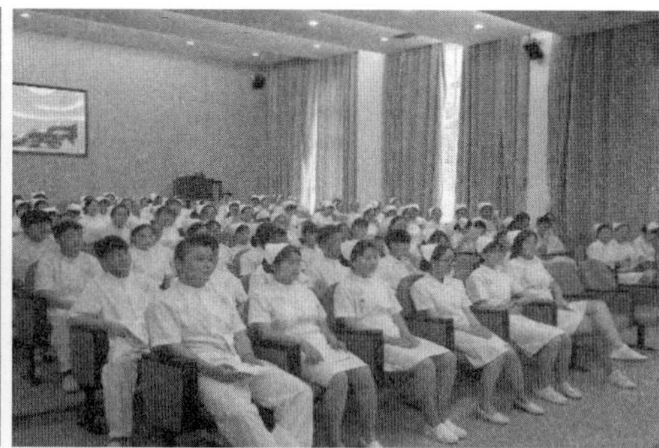

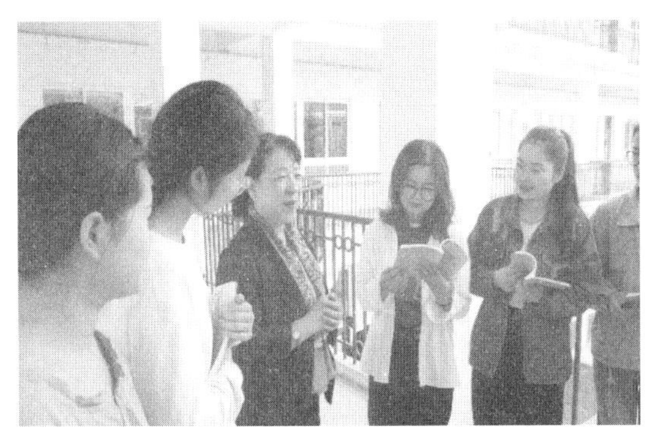

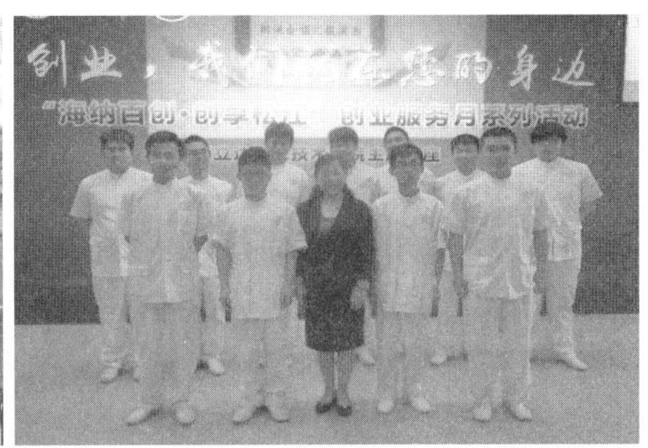

（2）叙事护理素材的课堂呈现。

教师通过查阅文献和搜索互联网收集医学题材、人文教育等方面的影音作品、图片、书籍，根据护士人文修养课程的内容，选择合适的叙事护理素材，并在此基础上设计教学方案。课前，教师布置导学任务。在提供素材相关知识的基础上，让学生查阅更多的背景知识，或围绕素材主题，让学生回忆对其有重要意义的个人经历。补充学生叙事，进而加深其对主题内容的理解。在课堂上，教师通过呈现素材，让学生进入真实的故事情境。一同经历故事人物的生命、死亡、痛苦等生活事件，体验其内心感受，在此基础上，通过提出引导性问题，引导学生讨论、分析，结合自身实践进行反思.并分享感悟。在“生命教育”章节中，教师在呈现《生命缘》系列视频的基础上，设计不同的共情体验性问题，引导学生进入人物角色。同理体会人物的心理活动.分析人物的内心需求和感受等。通过播放人文关怀系列电影《入殓师》和纪录片《孤岛》，为学生创设入殓师为逝者实施死亡护理和 4 个孤独症患者在社会共同帮助下走向社会的人文关怀情境，使学生能够进入存在的、超越话语的意义层面，从而进一步诠释“护理人文关怀”的内涵；在“护理职业道德”课上，师生共同学习“国际造口师——蔡蕴敏”和“中国肝胆外科专家——吴孟超”的先进事迹，并观看他们的视频报道，学生在榜样人物的启发下，反思各自既往的经历，发表各自的感悟与收获。在向学生推荐阅读的书籍中，《死亡如此多情——百位临床医生口述的临终事件》是一部由百位医护人员共同完成的感人至深的叙事医学纪实作品，书中包括 120 余篇口述实录被采访的医生，还原了一个又一个感人的生死现场，传达了“符合个人意愿的、有尊严的死亡”理念。在课堂上，教师选择 1 篇“即使离去，她依然优雅”的文章，通过对关键信息设问，引导学生挖掘故事中隐含的细节，分析文中人物的行为及心境，帮助学生重新认识身体和心灵、痛苦和疾病，以及生命和死亡。

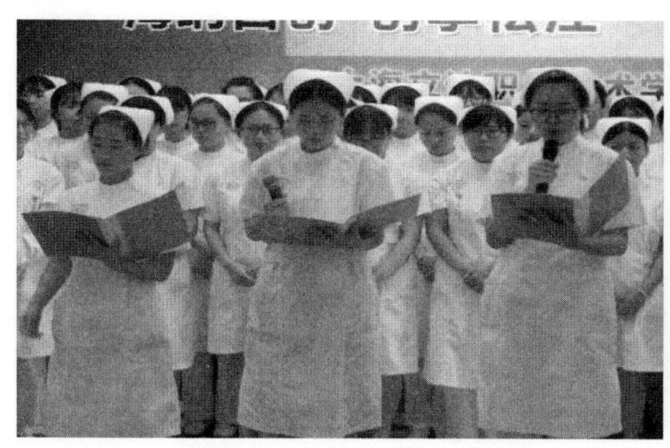

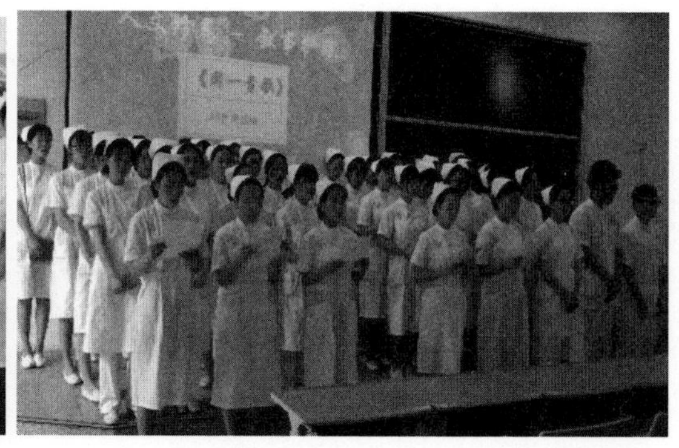

(3) 角色扮演。

角色扮演法是通过行为模仿和行为替代影响个体心理过程的教学模式。在角色扮演中,学生可以有真实的体会,从而加深对知识内容的理解。教师于课前1周将临床护理情景剧本以小组为单位分配给学生。在课堂上,学生进行角色表演,其他学生认真观看,充分发挥学生的观察能力和独立判断能力;角色表演结束后,鼓励学生自由发言.师生共同讨论与分析,教师引导学生思考、分析、解决问题,给予总结。例如,为了培养学生的护患沟通技巧,教师将根据医学题材电视剧《心术》中的内容改编成的剧本分配给学生,该剧本主要讲述了一位孕妇被急救车送到抢救室,发生产后大出血与羊水栓塞导致死亡,引起医护人员与家属发生矛盾,之后家属来医院寻求更多赔偿,最终院方与家属达成和解的故事。在课堂上学生分组进行现场模拟叙事角色扮演,以体会医患矛盾、护患矛盾中医生、护士和家属的不同心理状态。

二、叙事护理教学的应用意义

1. 叙事护理教学有助于提高学生的学习兴趣和积极性

传统的课堂教学以教师根据课件的讲解为主，形式简单，往往会忽略学生本身内在的经验和自身感受，不利于学生学习兴趣与能力的培养，而且会忽略该门课程的实际应用效果。叙事护理教学通过平行笔记汇报（讲述故事、叙说经历），观看叙事护理素材，叙事角色扮演等形式，使授课形式多样化；通过对具体事件的描述，创设类似真实的护理情境，有利于某些抽象概念的表达和理解，简化理论知识的学习，在实践中领会理论内涵的目的，将理论知识与临床实践以及学生的生活实践有机结合，为学生提供了展示自我的平台。

2. 加深了学生对生命的理解，有利于增强感恩、敬畏生命及人文关怀的意识

在观看反映生命题材系列作品的过程中，教师通过提出不同的问题，例如“正如影片中所展现的一样，在临床上面对一个患有先天性疾病新生命的降临时，你的心理活动是怎样的?”“你如何看待安乐死?”“当你的患者要求选择安乐死时，你会如何回答他?”等，鼓励学生发表自己对生命和死亡的理解、态度，引导学生学会用科学的态度去分析，保持对患者病痛的深切同情，对健康的科学审视，对生命的无限敬畏，在心灵深处切实构筑起“感恩生命、敬畏生命、关怀生命”的价值理念。同时，强化学生对待生命、对待患者的责任感，增强学生的敬业精神，促其塑造良好的职业操守，真正做到急患者所急、想患者所想，为患者提供更人性化的服务。同时，

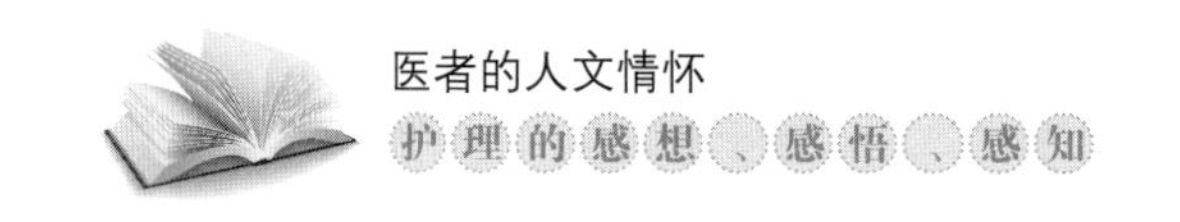

学生在叙事角色扮演过程中，亲身体验作为患者真实的内心活动，从而激发人文关怀意识。

3. 培养了学生的沟通能力，有利于建立良好的护患关系

教师在护理人际沟通章节结合叙事角色扮演的方法，让学生在体验不同角色的过程中，独立思考面临得问题，进而采取针对性的行动解决护患之间的矛盾。叙事角色扮演以小组合作的形式进行，合作学习可以增强学生自主合作、交流、学习、分析与解决问题等能力，学习的过程培养了学生的团队合作精神。同时，教师通过有效的指导，帮助学生更系统、全面地看待问题，应对不同的负性情绪，提高人际沟通能力和行为决策能力。

4. 有助于提高授课效果和效率，促进师生共同提升和发展

叙事教育具有随机性、体验性、启悟性、创造性等特点。结合这些特点，叙事护理教学中教师将护士人文修养的课堂理论系统地、有计划地、形象生动地讲授给学生，同时辅以有目标、有步骤、有评价和指导的实践训练(平行笔记汇报、叙事角色表演等)，使学生在接受知识的过程中，通过不断地实际应用，提高学习的效果和效率。

三、叙事护理临床查房

我们不仅在学校教学中向学生讲述叙事护理知识，在医院的临床护理实践中充分运用叙事护理的方法和技巧，更多地去理解、关注患者内心深处的声音，给予患者及其家属更多的人文关怀和心理支持，由此，我们制订了叙事护理在临床查房的基本流程：

1. 评估

在护理工作中发现特定患者，根据需求评估患者存在的临床疾患问题、家庭情况、精神状态、社会文化背景等，为叙事护理的开展奠定基础。

2. 依据护理评估制定访谈大纲

根据评估初步了解患者的问题，根据评估结果有针对性地制定叙事护理访谈大纲，根据患者的时间和需求，在恰当时候、合适的地点与患者深度访谈，在访谈交流中发现内心深处的问题，并具体给予反馈。

时间：患者合适的时间

地点：病房示教室

叙事护理实施：

(1)进入患者故事。想要进行叙事护理，首先要做的第一件事就是要进入患者的故事。进入患者故事的比较常规的方法为查看叙事记录或倾听。护士在分享患者的感受和经历时，应当积极思考患者在讲述过程中所使用的词汇、语气以及影响患者的外界因素。与此同时,护士也应该关注患者的情感态度。

(2)对患者给予正向反馈。护士在倾听故事的过程中可以向患者提问并给予其正向反馈。例如“你认为是谁给了你帮助和支持?”“你发现了自己具有哪方面的潜力?”等。而其他学者则主张在对患者进行正向反馈时,应采用更加直接的方式,把患者故事中的有意义之处作为切入点,并予以肯定,例如护士发现患者生病前对朋友有求必应,就可以赞扬其乐于助人、关心朋友的品质,让其认识到自己的优点和美德。但是,由于每个患者有着其各自的特点,护士应当根据患者的具体情况选择恰当的反馈方式。

(3)总结与反思。对患者的经历和故事积极进行总结和反思,能够帮助护士增长临床智慧和知识。叙事护理的反思可以采用集体反思与个人反思相结合的方法。个人反思应当主要以书面文字形式来体现,其内容主要是:记录故事和经历的重要内容,患者的叙事方式,叙事者的精神状态;总结患者对待疾病的立场和观点;陈述倾听者自身的情感、态度并分析其产生的原因;记录护理中遇到的主要问题;根据具体问题制订详细的护理方案。所谓的集体反思,即在小组内讨论个人反思的过程和不足,并得出最优化的护理方案。

四、叙事护理的临床应用及意义

在临床实践中，叙事护理需要护士学会如何正确地倾听，并且在倾听的过程中能够做出恰当的反馈；叙事护理将疾病分析从患者躯体抵达心理、社会、情感、道德和灵性；叙事护理沟通护患之间的情感距离，增加护患之间的信任，通过开展构建新形式的护患合作——团队合作和通过鲜明的疾病叙事制订个性化的护理计划，帮助患者构建与疾苦境遇相匹配的角色意识。对于个人而言，通过叙事护理的实践，能够引导护士认识生命的价值，感悟到生命的神圣和尊严，重视自己的精神世界和关注自己的灵魂归宿，培养内心对护士职业的认同和虔诚，提升职业精神，完善职业人格。对于护理学科而言，叙事护理的研究是护理学科借鉴医学发展之路，从哲学指导思想到具体研究方法，不断吸收、融合的过程，既丰富了护理学知识体系，又丰富了临床人文护理的方法，最后形成护理学独特的研究模式和路径。

在临床护理实践中，叙事护理是广泛的、温暖的、哲学的，也是个性的。

1. 叙事护理是广泛的

叙事是护患联系的纽带，叙事护理要求护士在积极倾听的同时适时回应患者的故事，当患者感觉被理解时便会产生深切的满足感，从而促进护患良好情感的建立，增加患者对护理人员的信任感，促进护患关系的和谐。

叙事护理又是一种讲述故事的护理，人类在讲述着自己故事的同时，也生活在别人的故事中。在讲述故事的过程中，我们可以透过故事来领悟哲理，并且可以不

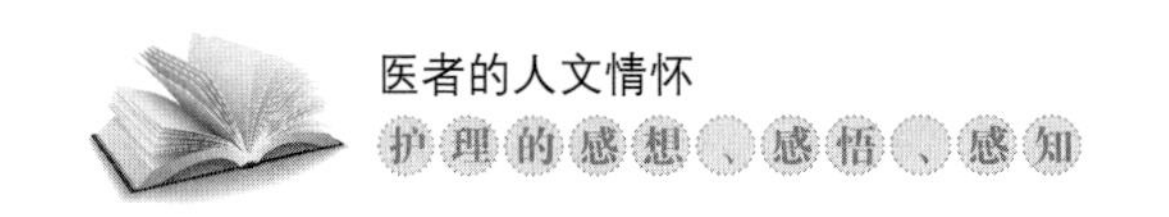

断地重述这些故事。在患者的故事中孕育并创造着一种世界观，一种人生价值观；患者的故事还可以改善其心理疾病和精神状态，使医者和患者正视过去，找到合理的治疗方案，实施最佳治疗。叙事护理临床实践中，倾听并记录患者的各种疾苦、各种经历和各色各样的患病轨迹，通过叙事倾听、反馈、回应总结和反思等形式对患者疾苦感同身受唤起医护人员的同理心，实现并提高医疗护理在整个疾病诊疗照护过程中的效果。在此期间，医护人员通过吸收、解释、回应患者的故事和困境，最终实现评估问题、分析问题、制订方案、解决问题的目的。

2. 叙事护理是温暖的

在叙事护理临床实践中，医护人员给患者提供了一个尽情倾诉的机会与方式，可以通过叙事护理引导患者自行解决其心理和情绪问题，使得焦虑情绪得到释放，心理问题得以开解，通过故事叙述使问题外化，从而对深层次事件进行挖掘，既可以提高患者在治疗中的药物依从性，也可以不断改变患者不健康的生活方式，在叙事的过程中，充分、认真、深刻、全面地了解患者内心的真实想法和综合问题，从而制订个性化的方案，给予患者个案化的健康教育，继而在了解患者最担忧的问题后，有针对性地给予治疗和照护。例如，应用情景微视频以患者更易接受的故事形式达到健康教育和指导的目的。叙事护理也可以作为社区延伸护理的形式，使得患者出院后的康复和延伸护理全面开展，进一步提升患者疾病自我管理能力和生活质量。在此基础上，不但增强患者的自信心，不断提高其生活质量。

目前医学分科越来越细，专科化、专门化趋势不可遏制，医生、护士的成长也必然要经历“小专科＋大人文”的蜕变历程。叙事护理以一种欣赏、谦卑、好奇的态度来面对生命，只有生命才能进入生命，也只有灵魂才能接近灵魂；叙事护理不以改变患者为目的，强调的是对患者生命的理解和感动。

3. 叙事护理是哲学的

叙事护理的思路是外化、结构、丰厚和改写。所谓外化是指将问题具体化，在倾听患者讲述的过程中，把关键点聚焦在问题上，明确患者现有状态，逐渐增加医护人员对问题或症状的掌控感。所谓结构即找出对患者改变决策和行为有影响的根源问题，由于患者个体差异性，我们应该综合分析并了解主流文化的影响、系统文化的影响、问题对人的影响以及人对问题的影响，从而找到患者的根源问题，进而有的放矢，解决问题。所谓改写即通过分析问题与存在问题的结合，提出新的护理方案，改写患者行为。护理方案分为以前、过去、最近、现在和将来五个时段，每个时段的叙事内容对应一个问题，分析现在的叙事内容属于主线问题，其他时段的叙事内容属于例外事件，不断融合主线故事和例外事件，制订完整的护理计划，最终改写患者行为。所谓丰厚即通过叙事发现问题、分析问题、解决问题,改写患者行为。加强问题管理,根据以前、过去、最近、现在和将来五个时间段制订护理计划及健康教育方案,每个患者的叙事内容对应每个治疗护理问题的评估和分析,给予每个患者最佳治疗方案与健康教育。

4. 叙事护理是个性的

叙事护理以人为中心,是一种根据患者特性而给予的身心和文化的照顾,其具体方法和形式却因人因病而异。叙事护理强调护理过程更加精确地个体化,根据个体特性来制订个体化的诊断护理方案,当然,不同护理人员提供的叙事护理照护也有差异性。关注阶段,应于日常工作中留心观察患者及注重资料的收集,多倾听患者病痛和无助的痛苦,在患者身体状况允许的情况下,选择适当时间环境进行交流,引导患者表达内心对自身疾病的体验和感受;理解阶段,患者及家属的叙述通常片段化、杂乱、缺乏逻辑,护理人员应倾听组织,形成推己及人和换位思考的态度,运用具体的叙事护理技巧,帮助和引导患者临床叙事护理的实施;反思阶段,在回应患者的叙述前,多加思考,反思自身认知、理解及处理患者疾病叙述的病痛与症状,对患者现存的问题进行归纳总结,学会运用评判性思维制订护理计划;回应阶段,要根据实际情况选择及时回应和延时回应,是需要当场对患者的疾病叙述作出反馈,还是需要基于对患者叙述的深度分析和把握,思考全面细致地反思设计具体的回应方法。

叙事护理关注的是患者潜在的心理问题,为的是发现患者叙事中可能与疾病相关联的问题,通过剖析患者的内心世界,来帮助患者重新认识患病中的自己,所以说叙事护理是心理护理的延伸。同时,叙事护理是一种有效的临床实践方法,对改善患者病情转归,建立和谐、稳定的护患关系大有裨益。叙事护理是一份"医者仁心"情怀的产物,更是护理作为一门独立的学科不断发展丰富其内涵的必然。但是,目前叙事护理在临床实践中还存在诸多问题,如护士叙事技巧的缺乏、时间场所限制、社会文化环境的差异等,需要广大护理人员共同团结到一块,发挥集体的智慧,共同为叙事护理的未来贡献一份力量。

第五章
复旦大学附属第五人民医院护理教学实践

一、糖尿病患者的无奈与坚持——糖尿病叙事护理查房

访谈人:严翠丽、付兰

随着现代生活方式的改变,糖尿病作为高易患率、高病残率和高病死率一种慢性终身性的疾病,成为了我们身边习以为常、又谈之色变的常见疾病。在多年的护理工作中,我们每天迎接着一批一批焦虑的新面孔,同时又怀着祝愿送走了一批又一批的老病员。人来人往,总有一些人、一些事让你记忆深刻,总有一句话、一个笑让你心有感慨。今天我要说的就是这样一位让我感慨的患者和家属。

一个繁忙如常的早晨,一位花白头发的阿姨急匆匆地来到了我们的护士台询问:“护士长,还没有空床吗? 我们什么时候可以入院?”满是焦虑的眉眼映入我的面前,“我们加床也没有关系的!”我立刻想起了这张熟悉的脸庞,阿姨昨天已经来过了,看到走廊里加满的病床,她又低低地说:“我知道床位紧张,我问了其他人都说要排 2 周才能住上,可是我家老头子的脚实在是等不了啊,明天又是周末,又得耽误了。”听着阿姨焦虑的话语,我满怀歉意地安慰她,解释着病床的情况,并告诉她,我们一定会尽快安排的。阿姨像是得到了一颗定心丸似的慢慢地走出了病房,但是她落寞的背影却深深地印在了脑海里。终于在周日调整了床位,通知她住院了。

周一,我刚走进病房的走廊就被这个熟悉的身影拉住了,阿姨满怀感激地拉着我,不停地说着感谢的话语,虽然只是一张小小的加床,仿佛对于她就是一根救命

的稻草。这时候我才看到了她的老伴，我才理解了阿姨的焦虑。这位老先生的右侧下肢全部都是暗红色，同时有散在渗液，由于感染，右腿水肿严重，为了减轻压力，他把裤腿松松地搭在一边，把右腿暴露在空气中以缓解压迫感。老先生与阿姨正好相反，低垂着双眼默默不语地在一边，安静地听着阿姨和我的对话。虽然是静默的，但是我突然有了一种感觉，其实老先生心里有很多的话，他的内心并不像表面那么坦然。

再一次和阿姨聊天，是在我们护士晨间交班查房之后，远远的看见一个身影扶着另一个佝偻的背影，一拐一拐地、跳跃地向前。夜班护士突然急匆匆地跑上前扶住他，原来是老先生需要去厕所，但是水肿的右腿根本没有力气支撑，所以每次都是由阿姨吃力地扶着去隔壁的房间内完成。终于在 2 名护士的帮助下，老先生艰难地完成了活动后回到了床上。阿姨吃力地喘息着对我们表达着感谢，然后再一次向我们打开了话匣子。

通过阿姨我们了解到，原来老先生得糖尿病已经十几年了，虽然也住过医院，但总是不听家属和医护人员的劝诫，平时不愿意测量血糖，也不能很好地控制饮食，经常背着阿姨偷偷地吃东西。阿姨又不能时时盯着他，抓到他偷吃的时候，老先生还会强调血糖高没有关系的，但是民以食为天，不吃不行的，医生护士说得那么可怕是吓唬人的。直到两周前，老先生发现右小腿上有一个不知道怎么发生的小小的擦伤，他不以为意觉得那么小的伤口会自己愈合，也没有告诉家人。过了两天小伤口并没有愈合，老先生才自己抹了些消毒液，再过了两天阿姨才知道，这时候伤口周围的皮肤已经发黑，整条右下肢水肿得厉害，同时皮肤的颜色变成了暗红色。那时老先生和阿姨才急忙去了医院外科换药，但是伤口一直没有好转的迹象，直到那天去内分泌门诊配药才被医生要求住院治疗。

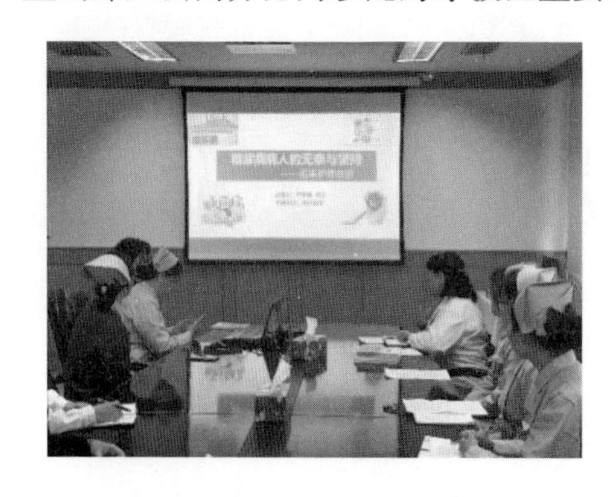

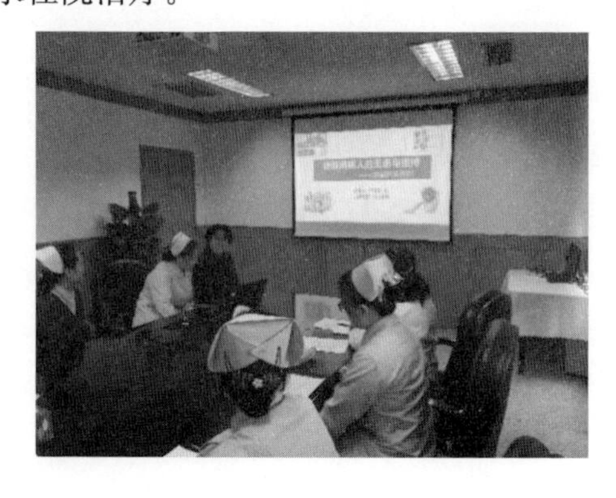

在之后的住院期间，所有的医护人员都非常重视他的情况。责任护士付兰每

天细心地进行伤口消毒、换药、包扎，还根据他的情况制定了糖尿病知识的教育计划，将每天换药时间也同时变成了糖尿病教育小课堂！十天过去了，红肿的右下肢消肿了，散在的破溃结痂了，慢慢地老先生可以自己走路去厕所了。阿姨还是每天会和护士们聊聊对于病情好转的喜悦，也会不时和我们埋怨老先生的倔强，更多的是对今后老两口生活的向往。老先生也由原先的沉默慢慢地开始敞开心扉。他特别后悔地告诉责任护士付兰：原先虽然听了一些有关糖尿病的讲座，但是一直觉得糖尿病没有什么可怕，直到看着自己的右脚伤口越来越严重，才想起以前看到过糖尿病老烂脚被截肢的情况。他一想到如果他的脚也像他们一样被截掉，那今后的生活该怎么过？一想到自己的老伴今后要照顾一个生活不能自理的人一辈子，他就心如刀绞，责怪自己的固执和无知。说完这些，老先生深深地呼出一口气，抬起头看着老伴轻声地说，要不是自己的老伴这么细心的照顾，医院家里跑前跑后，可能真的会截肢也说不定呢。阿姨听了这些，对着老伴笑笑说："老伴老伴，老来相伴，我不照顾你还去照顾谁呢？现在你的脚不是都快好了吗？你啊要好好记住小付和护士长告诉你的话，回去管好自己的嘴，乖乖听我的话才好！"阿姨爽朗地笑了，面对这老先生，她一直是乐观积极的，她把在我们面前的所有的焦虑，忧郁都深深地埋藏起来，她不想加深老伴的内疚，更不想加重老伴的心理负担，于是她一个人默默地承受着。小付护士也看出了阿姨的心思，趁着巡视病房经常拉着阿姨在病房外的走廊说说话，让她把那些不想也不愿在老先生面前说的话一吐为快，不要憋在自己心里。

从叙事护理中我们学会了陪伴和赞扬，学会了思考，学会了理解，学会了冷静。无论是工作和生活，都让自己少了些焦躁、愤怒和抱怨。多了些理解、淡然和微笑。很多时候我们是倾听者、陪伴者、见证者。我们无法改变生病的结局，但我们可以陪着患者。在患者、家属面对生命态度、生命要求和生命选择的纠结时刻，运用叙事疗法，走进她们的内心世界，细致入微地开展人文关怀，与她们心贴心、手拉手。带给她们积极的态度、充满信心的希望、战胜一切的决心和走过夜路的勇气，改变他们在面对疾病和死亡过程中的态度。有人曾说过：护士是陪伴患者走夜路的人，我们虽然不能改变夜的黑，但我们的陪伴可以增加患者走过夜路的勇气！

临床护士孙文加

在学校里杨青敏老师的叙事护理课让我印象深刻。杨老师上的每一堂课都十分的生动，每一个故事都让我感悟深刻，杨老师那句"从心做起，真诚相待；厚德敬业，至善爱人"的话深深地印刻在我的脑海里。叙事护理是护理人员通过对患者实施护理干预的护理实践，能够使患者充分地表达自己的感情，诉说内心的痛苦和需求，建立积极的心理防御，更有助于其医疗救治和疾病康复。想要更好的治疗需要打开患者的心灵的大门，这样才能更好地治疗。但是往往要打开患者的心理大门是十分困难的，需要和患者有效地沟通交流，不断地鼓励患者使他对我们医护人员代开心扉。但是在平日的繁忙的医疗工作中，和患者这样的沟通是很难做到的，而且患者的配合也是十分重要的。

参加了这次的叙事护理查房后，让我对叙事护理有了重新的认识，让我感受到平日里我对患者做的一些挂水，抽血等治疗只是护理中的一小部分，并没有让患者更有效的治疗。需要多与患者沟通交流，设身处地为患者着想，倾听患者的心声和烦恼不断地鼓励和支持患者，能让他们更积极地看待自己疾病使他们充满正能量。

这次叙事护理查房让我在今后的护理工作中找到了明确的目标。无论护理工作多么的繁忙我将会挤出一点时间和患者好好地交流，倾听他们的烦恼，鼓励患者积极面对疾病，减轻其负面的情绪，用行动让患者对我们产生信任，在倾听患者不满和抱怨的同时，打开患者的心扉。

今天叙事护理查房是一名糖尿病的患者，糖尿病是一种内分泌代谢性疾病，以胰岛素分泌不足或作用缺陷为特征，表现为慢性高血糖，血糖波动。其典型症状就是多尿、多饮、多食、体重减轻。有糖尿病酮症酸中毒、糖尿病低血糖、糖尿病足等并发症，每一个并发症都有可能危及生命。我曾经在内分泌科轮转一个月，也见到了许多糖尿病患者，每天多次的血糖检测，让他们的手指上伤痕累累；无奈地胰岛素注射，在他们的手臂上、肚子上留下了无法抹去的痛。糖尿病足是患者常见的一个并发症，表现为足部溃疡与坏疽，严重者可导致截肢。由于代谢紊乱患者皮肤会瘙痒，会不断地抓挠皮肤这样会使皮肤上产生很多的伤口，使患者对自己的外观产生了自卑感，此外，高昂的治疗费用不光给自己也给家庭带来了巨大的经济负担。

我们护理工作人员需要在临床护理工作中，学会运用叙事的方法和技巧不断地鼓励患者对自己产生信心，引导患者正确认识糖尿病及其并发症，聆听患者的心声，打开患者的心结，在沟通交流中理解患者的痛楚，在倾听中给予心理反馈，不断地帮助患者建立正确的疾病观，陪伴患者战胜疾病。

带教老师付兰

作为内分泌科护士第一次参加叙事护理访谈。参加之前对叙事护理知识略知皮毛，感觉叙事护理对繁忙琐碎的临床护理护理工作并没有太大的帮助，只会增加护理人员的工作量。为了使访谈顺利进行，回家恶补了一些关于叙事护理的文章，通过学习才发现叙事护理的重要性。

通过这次的访谈让我对患者及家属有了更深入的了解，老先生是一位性格内敛的人，把自己对疾病的恐惧都隐藏起来，从开始的不愿意倾诉到慢慢地愿意讲出自己心理真实的想法，老先生的爱人是一位性格外向愿意倾诉的人。在与他们的交谈、倾听过程中找到护理要点，实施有效的护理干预，促进患者的康复。

虽然疾病给患者带来身体、心理及精神的伤害，但我们可以通过倾听、交谈，走进他们的内心世界，了解她们真实的想法，让患者找到情感的宣泄口，让患者知道每个人都是自己疾病的专家，这样能改善患者病情的转归，对建立良好的护患关系也有很大的帮助。

研究生王光鹏

糖尿病是由多种病因引起的以慢性高血糖为特征的代谢紊乱。糖尿病是现代疾病中的第二杀手，其对人体的危害仅次于癌症。高血糖是由于胰岛素分泌或作用的缺陷，或者两者同时存在而引起。除碳水化合物外，尚有蛋白质、脂肪代谢异常。其实，糖尿病本身并不可怕，可怕的是糖尿病的并发症，糖尿病带来的危害，几乎都来自它的并发症。久病可引起多系统损害，导致眼、肾、神经、心脏、血管等组织的慢性进行性病变，引起功能缺陷及衰竭。病情严重或应激时可发生急性代谢紊乱如酮症酸中毒、高渗性昏迷等。

在糖尿病患者漫长的疾病期内，会反反复复出现高血糖、低血糖、正常血糖的波动变化，在与高血糖抗争的过程中，患者往往身心俱疲，丧失与疾病抗争的信心和勇气，尤其是在怎么吃饭血糖都控制不好的情况下，更容易焦虑甚至哀伤、抑郁，在这样的患者身上看不到快乐，看不到喜悦，只有惆怅和无奈。面对这样深受疾病制约和折磨的患者，护士应该更加重视其内心世界的变化，关注其疾患以外的心理路径，用叙事护理的方法，打通其心理阻塞，疏通其心理沟壑。

在本次叙事护理查房中，老师在与患者沟通交流中充分运用引导、反馈、共情等多种途径，进入患者的内心深处，引导其对疾病建立重新认识，相信现在医学的进步，相信自己；通过共情形成情感共鸣，患者愁眉不展的面部表情逐渐缓和，露出了久违的笑容，这就是人文关怀的魅力，这也是护理在临床工作中的特殊之处—温暖心灵，敞开心扉，治愈心理创伤。

内分泌科护士长严翠丽

在内分泌科临床护理工作近20年，我们一直强调心理护理，关爱患者，但是一直到我接触到叙事护理，才真正地体会到了其中的内涵。

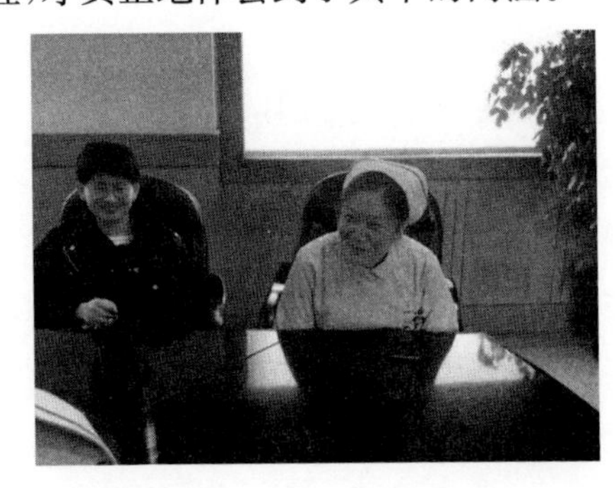

叙事护理强调的不是技术，而是态度，是对人性化护理服务内涵的补充。我觉得只有学会倾听患者的内心，才能进入到患者的故事中，了解患者的体验经历，一方面能引导患者疏泄情绪、感受关怀温暖，可以推动护患友好和谐相处；另一方面，还能启发患者对自身故事多角度思考。在用心聆听地走近患者的同时，我们护理人员的职业价值感和幸福感也得到了很大的提升！

很多时候，我们无法改变生老病死的结局，但我们可以陪着患者，改变他在面对疾病和死亡过程中的态度。

二、身心俱疲　形象受损——倾听乳腺癌患者的心声

访谈人:赵慧　仇静姝

陪伴,是这个世界上非常美丽的一件事。世上最温柔的情话,不是“我爱你”,而是“还有我”。有人说陪伴是生活的必需品,有人说陪伴不可或缺。那么你认为的陪伴是什么呢?每当这时我就会想起作为一名护士,经常会在病房亲身经历的一些事,就比如我今天文章里的主角——患者李春美。已到古稀之年,是位和蔼可亲、胖嘟嘟的老太太,旁边读报给她听的是她的老爱人。步入老年的老人会企求朝夕厮守的老伴能给予精神依托和生活照料,这是其他亲属所不能替代的。

“李阿姨,这是第几次化疗了?”

“第 15 次了。”

“嗯,真不容易。隔壁床小姑娘这次刚查出来,特别紧张,我们想用您的亲身经历给她说说,给她壮壮胆,可以吗?”

“好的,没问题。我在这里的治疗你们都清楚,比我自己还清楚,就像我的女儿们一样。”说完,李阿姨和叔叔深情地对望了一下,会心一笑。

“姑娘,别害怕。当初这个李阿姨和你一样,你看她现在不是挺好的。李阿姨是去年 4 月份的时候无意中摸到右侧乳房上有一小肿块,当时未引起重视。一周后和朋友一起搓麻将,抬右手时,感到有点牵拉痛,就去上医院就诊。在门诊做了 B 超和 MRI 检查,当时她自己就已经怀疑生了不好的病,所以就向叔叔安排好家

里的事情，准备住院治疗。”

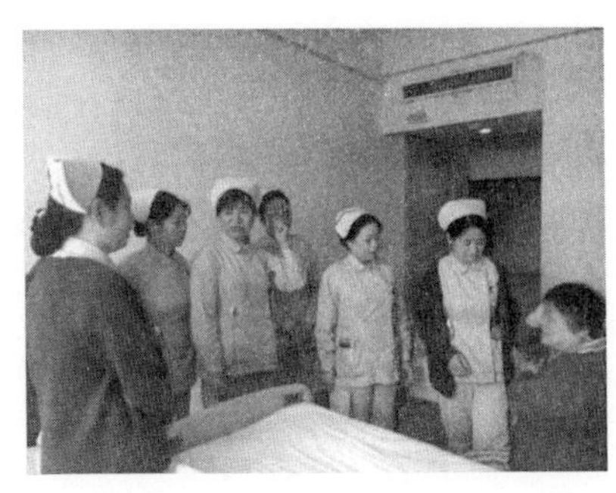

“哈哈，对的对的，起初我也有想过去市区的医院治疗，因为儿子住在市区，但是家中还有一位老母亲需要照顾，所以选择了就近治疗。在上海市第五人民医院治疗的日子，就是来对了，医生技术高明又都很认真负责，这里的每个护士都很亲切。以前乳腺癌都是要做乳房根治术的，像我这样，现在好像保乳手术比较多了，看来你比我幸运。我当时也没什么形象可言了，听从医生的安排。也许因为这个原因，刚开始时会无缘无故地发脾气，怕遭丈夫的嫌弃，身体上不适应，情绪不稳定，还好家人非常理解。这边的护士也都很专业、敬业。刚手术结束后要化疗，医生说化疗最好穿一根管子，把我吓一跳。”

“哈哈，李阿姨，那叫 PICC 导管，是中心静脉导管。经外周插入的中心静脉导管，是利用导管从外周手臂的静脉进行穿刺，导管直达靠近心脏的大静脉，避免化疗药物与手臂静脉的直接接触，加上大静脉的血流速度很快，可以迅速冲稀化疗药物，防治药物对血管的刺激，因此能够有效保护上肢静脉，减少静脉炎的发生，减轻患者的疼痛，提高患者的生命质量。李阿姨，你又忘记它的名字了。”

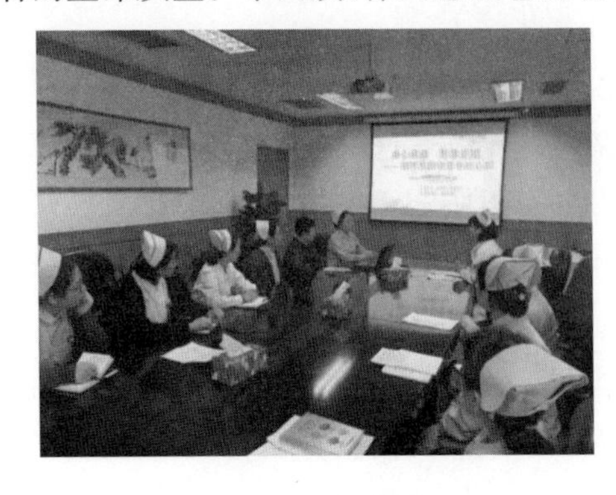

一直在李阿姨旁边陪着的叔叔放下手里的报纸也会心一笑，补充道：“她老糊

涂了,我来说吧。于是这里的护士就帮忙预约穿管。说来也巧,那时穿刺用的机器突然坏了,把我急得,因为她的血管不好找,打针很困难,怕耽误化疗。病房里的护士们一边安慰我一边想办法,后来求助了位于医院旁边的肿瘤医院帮忙。护士就全程陪同我老伴,终于把管子穿好了,让她及时顺利地完成了第一次化疗。以前,觉得癌这个字,离自己太遥远。听到化疗有多痛苦,也只是以为那是另外一个世界的故事。当这些事降临到我们自己的头上时,不知如何是好。都不知道怎么开始的,我们就经历了第一次化疗,也真正明白了化疗的痛苦到底是什么样的。化疗后一周多,各种症状开始缓解,我明白我们必须接受这个现实,从而去面对它。今后必须要承受很多东西,而我老伴她需要独自承受的东西更多,其中之一就是那种肉体的折磨。这里的医生护士会很主动、很有耐心地跟我们讲很多关于化疗方面的知识,比如化疗用药期间要注意点什么、饮食上要注意点什么等。每个患者化疗后反应都有不同,看有的人化疗反应比较严重,有的好像没什么事。像我老伴就是每次都感觉吃不下饭,没胃口。我就会变着花样地给她烧好吃的,不过过几天就好了。"

说完,大家的心情都被这两位可爱的老人所带动,变得开朗起来。将近一年了,李阿姨和我们这里的每一位医护人员都成了好朋友。从 2018 年至今,李阿姨一共住了 15 次医院了,治疗还没有结束。对于像这样的患者,我们十楼全体医护都拧成了一股绳,上下齐心协力,投入了无数精力和爱心。医护每天进行多次联合查房,每班对患者进行评估,不断提出指导和建议,不过现在手术的手还会有点肿,我们也跟李阿姨解释了很多。平时这里的责任护士也会一直督促指导她术侧手功能锻炼。住在病房里有锻炼手功能的距离标尺,详细地介绍每一阶段锻炼的指导。从此我们十楼的"爬墙树"这项创新的优质护理举措也就这样诞生了。出院后责任护士也会定期电话询问锻炼的情况以及其他方面知识的指导,还有一本小册子记录下每位患者的"成长记录"。

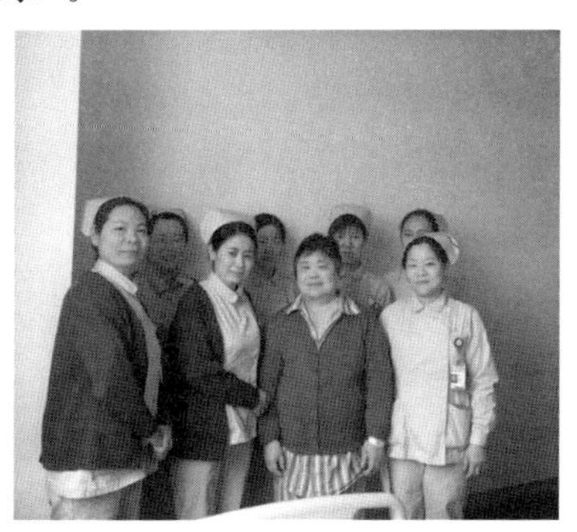

当下乳腺癌成为对女性健康威胁最大的疾病，据资料统计，其发病占全身各种恶性肿瘤的7%～10%。乳腺癌通常发生在乳房腺上皮组织，是一种严重影响妇女身心健康甚至危及生命的、最常见的恶性肿瘤之一。了解乳腺癌，从改善自己生活方式开始；做好乳房护理，预防乳房病变；定期的乳房保养护理，“监控”乳房健康，积极配合治疗，相信医学技术，拥有战胜疾病的信念。患者的恢复和医生的精湛技术、家人的陪伴、护士的精心护理是分不开的。人们常常把护士比作“天使”，不仅仅因为一件圣洁的白衣，更因为她们带来无私的爱与照护。上海市第五人民医院十楼护理团队就是这样一支技术精湛、热情洋溢、非常有爱心的护理团队。在护士长的带领下，强调人文化、个性化关爱，把继续加强医护、护患沟通和改善优质护理服务细节方面作为提升点，不断提升乳腺癌患者的康复锻炼能力和优质护理服务质量。她们注重对患者的健康教育效果，深入了解患者的现状、心理变化以及患者在护理上的进一步需求，从而对患者提供更好、更优质的服务，始终把患者利益放在第一位，一切“以患者为中心”。

临床护士沈晨妍

在学校里上杨青敏老师的叙事护理课的时候，每一堂课都会让我有新的体会和更深的感悟，杨老师教导我们在护理工作中“从心做起，真诚相待；厚德精业，至善爱人。”课本上写所谓叙事护理是指在叙事医学尊重、倾听、共情的人文关怀基础上，把后现代心理学当中的叙事治疗的模式、理念和方法，与临床护理相结合，所产生的这种新的心理护理的模式和方法。

但是课堂与实际工作之间天差地别，只在课堂上的学习不能让我真正意义上理解叙事护理的重要性和意义，我以为，它单纯只是一种人文关怀，是与患者交流的一种技巧。在学校里学习的时候，患者是一个抽象的概念，只是一个单词；实际工作之后，患者才变成了有血有肉、有感情、有灵魂的人，他们各色各样，有的理解体贴、设身处地为我们着想，有的要求高、难缠、不好相处、没有好脸色。

参加了这次的叙事护理查房之后，我更加深刻地认识到，我不仅要做好治疗、护理，还要关注患者的精神需求，聆听患者的内心世界，让他们打开心结，这样更有利于患者疾病的恢复。所以，那些不好相处的患者更加需要被我们关心，因为他们中有着太多的无奈、太多不如意、太多坎坷、太多的悲欢离合。叙事护理也不仅仅只是帮助患者疗愈内心，它也用叙事治疗的理念和精神滋养着我们每一个人。

叙事护理是护理人员通过对患者故事的倾听与吸收，帮助患者实现生活、疾病故事意义重构，并发现护理要点，继而对患者实施护理干预的护理实践。同时，叙事护理能够激发护理人员共情，提升护理人员的沟通能力和人文素养，完善对患者的整体护理，为患者提供身体、心理、精神等方面的照料和人文关怀等服务，丰富临床心理护理内涵和形式。

在今后的护理工作中，我会花更多的时间精力去认真地了解关心我的患者，倾听他们生病背后的故事，陪伴患者、贴近患者、设身处地为患者着想。学习如何与患者、患者家属及同事进行心贴心地沟通交流，以一种欣赏、谦卑、好奇的态度来面对生命。透过语言描述来复活我们的经验，使经验、感受重现。更大化地发扬“人本位”为中心的护理理念，注重人文关怀。尽力做好优质护理服务链，做到及时、到位、专业、规范、安全、舒适的护理。

今日叙事护理查房的这个患者得的是乳腺癌，众所周知，乳腺癌是一种危害比较大的疾病，患者可出现食欲不振、厌食、消瘦、乏力、贫血及发热等症状，严重者甚至有可能会危及生命。在叙事护理查房过程中，虽然患者很乐观，但我可以想象患者深受的生理和心理的双重痛苦。

乳房是女性美丽的标志之一，得了乳腺癌的患者，往往逃不过乳房切除，乳房切除后也逃不过化疗等一系列治疗，大把大把的秀发脱落，让患者觉得自己不再完美。而高昂的治疗费用和患者生病后给家庭带来的影响，让患者心理更加负重。所以癌症不仅仅会影响人的生命，还会让人感受生命的无常、人生的不可控性，进而带来无力感、无助感。癌症会让人抑郁焦虑，使人认知改变、生活状态发生变化，并产生对死亡的恐惧，这一切将时刻困扰着患者。在患者生病期间，正是因为拥有了胸外科强大的医疗团队和技术支持，护理人员的生理心理护理，家属的支持与爱，用杨青敏老师一直坚持的叙事护理，让患者可以重新找到面对烦恼的现实状况的方法。正视过去，并且找到一个继续努力、正向发展未来的深层动机和强大动力。患者的坚强乐观深深地打动了我，并没有自暴自弃，他深深地明白，所有的恐惧不外乎两种：害怕死亡，害怕不被爱。而解决的唯一办法，就是正视恐惧。

尝试着放下，接纳自己，允许自己不完美，允许一切的发生。尝试着把自己受到的伤害转化成礼物，去接纳一切好与不好的部分，且让不好的部分疗愈自己。尝试着不再向外寻求安全感，而将注意力放在自己的内在，让力量回归，与真我连接。然后患者找到了本自俱足的自己，内心变得越来越自在、幸福、强大，且完全有能量去拥抱焦虑和正视死亡。

因此，在这次叙事护理查房之后，我意识到，除了医疗的发展与护理技术的严格规范，我们更有必要将心理治疗、叙事护理与常规护理放在同等重要的地位，通过心理交流和沟通来改变患者面对疾病焦虑的心态。然后真正意义上做到，从心做起,真诚相待。厚德精业,至善爱人。

研究生龚晨

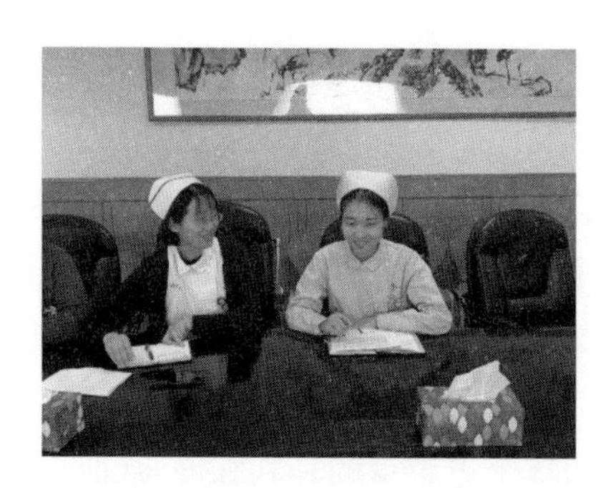

乳腺癌是最常见的女性恶性肿瘤,很多患者非常年轻,本应是实现梦想的年纪,但她们仅仅为了活着,就已经用尽全力。在与肿瘤恶魔的战斗中,她们身后有丈夫、父母、朋友等的支持,但同样不容忽视的一个角色是战友,也就是乳腺癌病友。我于今年2月份做了一次小的乳腺肿瘤手术,等候手术的时候和乳腺癌化疗患者们在一个病房,化疗患者从30岁到60多岁不等,但她们之间完全没有因为年龄产生隔阂,非常亲密、热情地聊天,都非常乐观向上,能感受到她们对生活的热爱,可见病友间的相互支持传递着不可替代的正能量。2003年复旦大学附属肿瘤医院乳腺外科主办了乳腺癌症患者的康复俱乐部——“妍康沙龙”是一个非常成熟的案例。医护人员为乳腺癌患者们建立一个医患之间、患患之间互相交流的平台,给乳腺癌患者提供肿瘤化疗相关信息支持、指导和帮助;已经康复的病友虽然给不了完全专业的解答,但作为过来人,能更深刻地了解乳腺癌姐妹的内心感受,面对有着相同伤疤、相同痛苦、相同无奈的姐妹,探视新病友,她们可以尽情倾诉,作为过来人从心理上给予支撑,分享自身抗癌经历,树立病友抗癌信心。护理人员大多为女性,更能了解乳腺癌患者的苦楚,与患者深入聊天,了解患者的家庭支持和术后面临的问题,提供相应的心理支持,鼓励患者走出疾病的阴影,调整心态,重塑自我,活出别样但依旧精彩的人生。

胸外科带教老师赵慧

这次叙事护理查房对我来说是一次新知识的学习。随着整体护理观念模式及优质护理服务的提出发展,叙事护理开始成为护理领域关注的热点。

这次查房的模式和形式都改变了,通过护理程序的查房,护理问题可能相对比较表浅。叙事查房是通过患者叙事中透露出各种问题及各种需求。这就要求护士要深入了解患者,认真倾听患者,全心地投入。把一个充满问题的故事变成护理问题,运用自身的专业知识调整和制定出合理的护理方案,促进病人早日康复,回归社会。这就是人文关怀的具体表现。同时叙事护理模式增加了护患之间的沟通和信任,提高了病人的满意度,提高了整体护理及优质护理的服务效果。也是促进护士自身学习增长临床知识的一种手段。有助于提升护士的沟通能力及人文素养,丰富临床心理护理的内涵和形式。

叙事护理教学查房使学生感同身受患者的情感体验,增强了学生的同理心,让学生更深切理解生命与死亡,提高解决护理问题的能力,促进自己的学习兴趣、沟通能力、人文素养、职业认同感等。

胸外科护士长杨慧

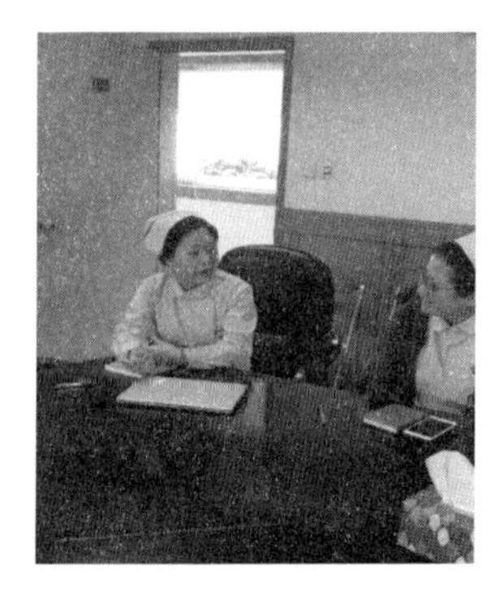

叙事护理查房对我们来说是一次学习,查房的模式有所改变,以往以护士为主角,根据护理程序与患者进行交流沟通给予患者疾病知识等的宣教及指导,而今天的护理查房以访谈方式进行,主角也变成了患者。

叙事护理查房中要求护士积极倾听患者,用回应的状态进入患者的故事中,促进护士对关怀理解更深刻。引导患者疏泄情绪,感受到护士对她的关怀温暖,并且推动护患友好和谐相处,也是对人性化护理内涵的补充。护士在倾听患者的故事后,可以从中总结出在护理中存在的不足之处,制订新的护理方案,增长自身的临床知识,最终制订出合理的护理方案。

运用叙事护理教学查房的形式可以教会护生在课堂中学习到的书本知识是如何在护理工作中运用,也通过叙事护理教学查房的形式让护生身历其境地了解到患者生病的生活和痛苦,让护生理解生与死、爱与被爱等深刻内涵。就像在听讲故事,促进移情和理解,帮助学生理解什么是关怀,到今后的护理岗位上奠定基础。

三、肾衰竭患者挥之不去的梦魇

访谈人:张蕾,冯学英

在上海市第五人民医院的透析病房,有着这样一群患者,在面对肾脏疾病终末期时,需要选择余生的生活方式,这群患者我们称呼其为透析患者。随着肾病诊疗技术的发展,透析患者被越来越多的人们所认识。如何协助透析患者提升他们的生活质量一直是我们护理团队努力的方向,今天就跟随我们一起走进周叔叔的透析生活中来吧!

2012 年 3 月,周叔叔来院诊治,当时他的肾脏功能已经处于终末期肾病阶段,需要进行透析治疗;考虑到周叔叔已是古稀老人,所以在进行病情告知时我们选择和家属沟通,当年迈的老伴蹒跚地走进医护办公室时,我们有些诧异:周叔叔的孩子呢?少年夫妻老来伴,将周叔叔的病情告知老伴,这样的境况可想而知!

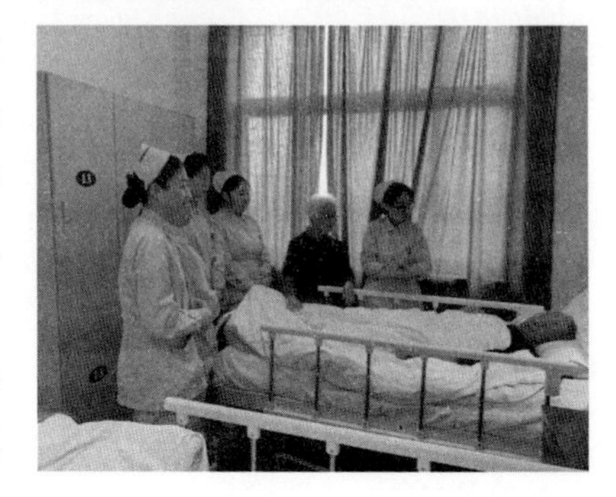

在老太太获悉周叔叔的病情后,她沉默了:周叔叔的现状如果不采取透析治疗,后果是可想而知的;如果进行透析治疗的话,选择腹膜透析还是血液透析是个困难的抉择,老人给我们的回复是他们需要和家人商量一下。

第二天,我们在巡回病房时发现周叔叔很沉默,于是我们来到了西走廊的花园角,在这个小小的角落里。摆放着许多植物，平日里患者及家属都喜欢在这里聊天交谈，这里也是我们和患者家属沟通访谈的场所；“周叔叔，今天你怎么不像以往一样，和大家聊天说笑呢？是不是家里的老太太不舒服，今天没有来看你？”周叔叔摇摇头，摆摆手，叹气道：“我活不长了，孩子们都不在身边，家里只有老太太了，我现在需要透析了，可是关于透析我一点都不懂，我该怎么办？”在得知周叔叔的顾虑后，我们科室安排了专职的医护人员向周叔叔进行透析相关内容的讲解。通过讲解，周叔叔提出他愿意接受腹膜透析居家治疗。但在进行家庭支持度的评估时，我们发现周叔叔平日里和老伴居住，长子长期在国外居住，次子在市区工作，腹透日常的换液操作等技能由老伴进行操作，透析生活质量难以保证。在周叔叔和家人商榷后，他选择了血液透析生活方式，并开始了每周 3 次往返医院的透析治疗。在至今为止 6 年的透析生活中，周叔叔曾因肺部感染、心力衰竭多次住院治疗。

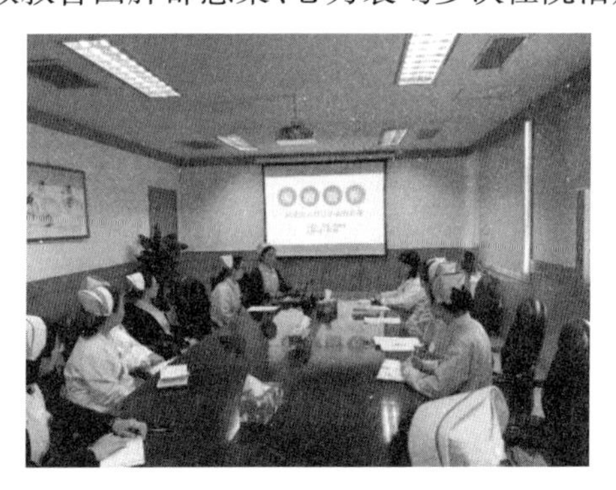

1 周前因弯腰坐下后出现腰部剧烈疼痛，伴有双下肢大腿内侧疼痛，呼叫 120 后至我院急诊就诊，在完善肋骨及骨盆 CT 检查后提示腰 2、4 椎体压缩性骨折，予以维持性血液透析，以腰椎骨折收治入院。

在住院期间，根据骨科医生的会诊意见：周叔叔需要绝对卧床，禁止翻身；对于日常需要活动的周叔叔而言，这无疑是痛苦的。要知道平日里他最喜欢在西走廊的小花园里歇息；为了更好地照护周叔叔，远在国外的长子辞去工作回国，和年迈的母亲一起照护他；但随着卧床时间的延长，周叔叔的性情开始变得与以往不同：拒绝治疗，挑剔老伴烹饪的食物，呵斥孩子的无能等，这样的情形在病房里时有发生，面对这样的情况，护理人员拧成一根绳，在进行任何护理操作时将温馨、关爱、包容、理解融入每个护理服务环节中，倾听周叔叔的诉说，和家属建立有效的沟通方式，将理解尊重家属的感受融入日常的护理工作；通过和家属建立诉说倾听的护理模式，我们发现家属的压力源来自于自身和患者，在既往照护患者的过程中，我

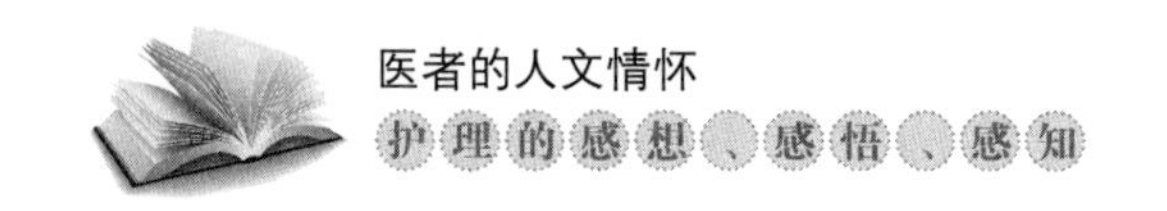

们常常关注和患者的沟通，却忽略了和家属之间的沟通，通过倾听他们的感受，并提供力所能及的帮助，是建立良好的护患关系，促进患者配合治疗的润滑剂。经过对周叔叔家属的引导和开解，周叔叔也渐渐地配合治疗！

“有时去治疗，常常去帮助，总是在安慰。”这句美国医生特鲁多的墓志铭，这句护理领域的经典名言告诉我们：在护理领域中人文关怀体现在护理工作中的点点滴滴。

在大学的时候，我们学校所开设的叙事护理课是杨青敏老师负责教学的，当时有幸能听到杨老师的授课，对叙事护理也有了一定的认识。护理学的任务与目标：帮助患者恢复健康，帮助健康的人促进健康。护理的目标：促进健康、预防疾病、恢复健康、减轻痛苦。性质：护理学是一门生命科学中综合自然、社会及人文科学的应用科学。

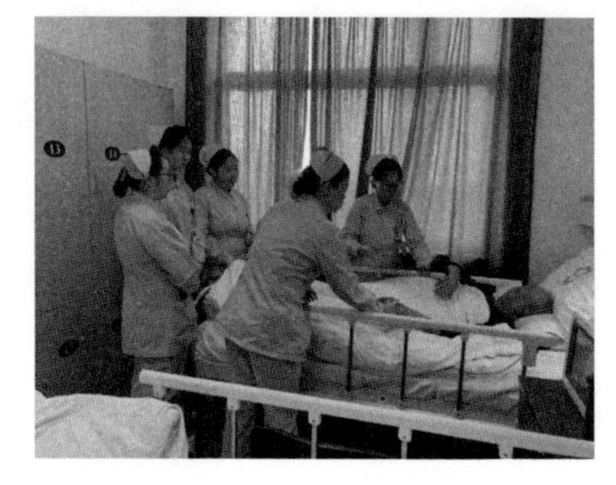

但在这次叙事护理查房中，让我对叙事护理又有了新的认识，看到责任护士和患者之间的沟通，亲切地问候患者，患者从开始的紧张到后面慢慢地诉说自己的心声，渐渐地交流和沟通起来，让患者在叙述自己亲身经历的同时自己打开心结，从而从心理上主动配合治疗。这种工作模式让患者在肢体得到治疗的同时，也得到切实的心理照顾与关爱，就是我们每个人都是自己生命的作者，就是疾病不会百分之百地操纵人。比方说，有一个护士长，她以前认为叙事护理的理念精神都是空的，但当她在临床中去体验的时候，她体会到价值和力量。她去跟一位患者家属预约胃镜检查，家属情绪不稳定，跟护士长大喊大叫。护士长说：我看到你对母亲很孝顺，看到你不想让她等太久。家属立刻就安静下来。护士长说：当我能够听到患者内心需要的时候，我体会到那种美妙，我体会到什么叫倾听，什么叫尊重。

叙事护理强调的不是技术，而是态度，只有生命才能进入生命，只有灵魂才能与灵魂交流。它不是以改变患者为目的，是强调对患者生命的了解与感动。护士们通过多年的实践，总结出叙事护理有四大效果：疗愈患者、关爱友朋、亲密家人和遇见自己。其中，最为明显的是改善了患者和护士的体验。需要抱着陪伴的心去做“叙事护理”，在做叙事治疗的过程中，不是以改变病人为目的，而是强调了对患者生命的了解和感动。

带教老师冯学英

通过开展叙事护理查房，我们的责任护士学会了和患者及家属沟通，在护理实践中提高了沟通技能；从既往的护理程序查房模式转变为叙事式查房模式，提高了我们护理的教学实践能力，在工作中体会到我们的服务对象是饱受疾病痛苦的患者，通过护理工作走进他们的内心，了解他们，提供有针对性的人文关怀才是我们护理工作的核心。

护士长张蕾

开展叙事护理，首先需要护士能够与患者、家属建立良好的沟通，在与患者家属沟通中让患者家属敞开心房地表达、讲述与疾病的心路历程。因此叙事护理查房本身也是锻炼、考核护士的沟通能力的方法。在本次查房中，我也体会到，耐心倾听患者家属讲述过程，这个本身就是给予患者家属的一种舒缓护理。老先生的儿子原本由于照顾父亲而放弃了自己工作，目前全职照顾父亲，这种职业失落感使他的心理备受压力，他讲述自己的烦恼的同时也是一种心灵的宣泄，最后他还是表达了只要父亲晚年的生活质量有提高，自己的牺牲还是值得的。

血液透析患者本身是我们护理关爱的对象，但是我们也需要关注家属这一群体。家属需要长期耗费时间、精力去照顾患者，其生活、心理、精神也存在压力。我们护士在给予患者家属专业护理知识技能教育的同时，也要多倾听他们的心声，让他们也有一个宣泄情绪的出口，可以让他们更好地面对疾病。

研究生周丹

腹膜透析（peritoneal dialysis，PD）是利用人体自身的腹膜作为透析膜的一种透析方式，是一种肾脏替代或支持治疗的途径。通过灌入腹腔的透析液与腹膜另一侧的毛细血管内的血浆成分进行溶质和水分的交换，清除体内潴留的代谢产物和过多的水分，同时通过透析液补充机体所必需的物质。

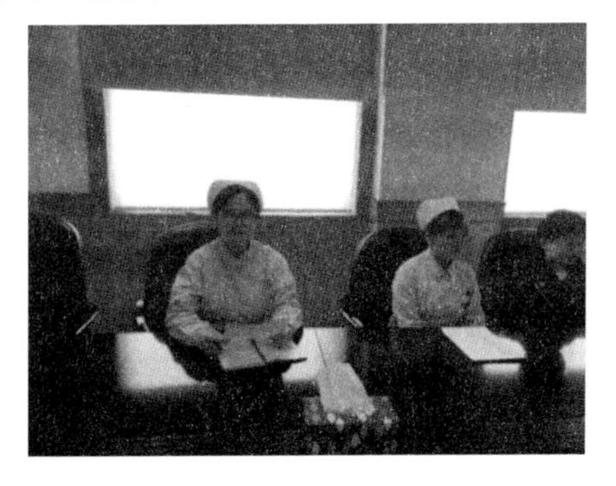

腹膜透析有很多并发症，比如导管移位、导管堵塞、腹腔内压力增高所导致的疝、渗漏、营养不良等并发症。对于腹膜透析患

者来说透析的过程固然痛苦，并发症固然是忧虑、担心，但是最不能忍受的却是整个透析过程中的孤独和绝望。他们就像一个个苦行僧，渴望同行者的陪伴和支持。

叙事护理(narrative nursing)是指护理人员通过对患者故事的倾听、吸收，发现护理要点，继而对患者实施护理干预的护理实践。在此次叙事护理查房中，叙事护理帮助腹透患者充分地表达了自己的情感，诉说了这一路上的痛苦和需求，使其内心压抑已久的不良情绪得到了恰当的释放，叙事护理对他们来说就像无边苦海中的一叶小舟，让他们的内心得到了片刻安宁，也赠予他们继续走下去的勇气和信心。

参与这次护理查房，我感触颇深，第一次深刻体会到“医病先医心”这句话的深刻含义。以往的我们把太多的时间和精力都放在了护理治疗上，忽略了患者心理上的需求。根据马斯洛需要层次论，每个人的需求有所不同，低层次的需求要先得到满足，才会上升到高层次，对于慢性肾病腹透患者来说爱与归属可能是他们最迫切的需求。

感谢叙事护理查房给了我们一个思考和成长的机会。

四、康复患者的心灵开导剂

访谈人:张蕾,冯学英

第一次遇见陈上达,是他在家属陪同下入住我们康复病房。作为责任护士,我需要对他进行常规的护理体检,可是当我和康复师踏进病房时,看见的场面是患者在流泪,陪同的家属正在不断地安慰着他:“你不要总是哭呀,我们不是在一起想办法吗?”“你好,陈上达,我是你的责任护士”。我微笑着走向了他,此时他的眼神告诉了我:我是不被欢迎的;于是在康复师对他进行康复鉴定时,我和一旁的家属进行了沟通,侧面了解了陈上达此次住院的始末。

在今年2月份的一次家庭聚会中,陈上达突然摔倒在地,当时神志不清,呼之不应,家属立即呼叫120送达医院急诊,核磁共振检查报告提示脑梗死;在急诊医护人员的全力抢救下,陈上达的病情得到了控制,但是右侧肢体偏瘫的现状却成了他的心病。家属告诉我们,陈上达是个体育运动爱好者,他无法接受自身肢体偏瘫的事实;这次住院进行康复锻炼,也是在家属的数次劝导下得以实现。当康复师完成康复鉴定后,我将患者的床头抬高,轻轻地询问他:“陈上达,我需要和你进行一些对话,以便我们之间可以很快地熟悉起来,你愿意吗?”陈上达看着我,端详了一会儿说:“好吧!”于是我便开始进行护理资料的收集,当需要进行体格检查时,陈上达说道:“就这样吧,我累了,需要睡觉!”说完他闭上双眼,沉默了!此时家属向我指了一下病区走廊,在走廊里,家属告诉我,陈上达对于康复没有信心;和家属沟通后，我将情况向护士长和康复师进行了汇报，经过小组讨论商榷，我们计划先安排陈上达作为旁观者对其他患者的康复锻炼进行观摩。

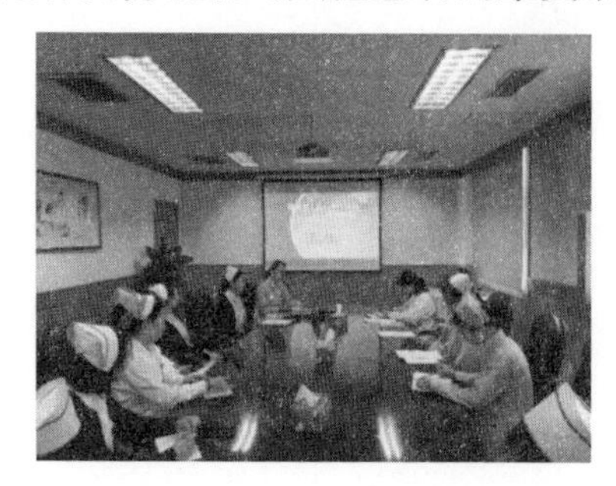

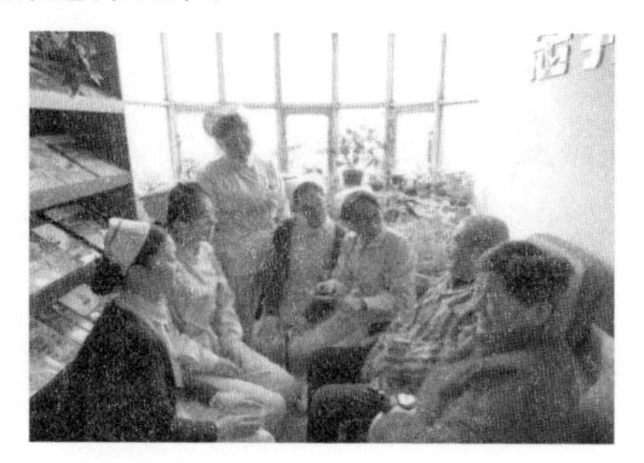

第二天交班完毕，我们安排陈上达在病区西走廊给进行步态训练的康复患者进行计数工作。当护理同伴发出“开始”的指令后，参加步态训练的康复患者开始了锻炼，看着同伴们认真的神情，步履艰难地移动着，陈上达的表情慢慢地变得凝重了，10 分钟的步态锻炼时间很快地结束了；随后我们和康复师，家属在西走廊小花园里和陈上达进行了交谈，在交谈过程中，陈上达告诉我们，自己对于疾病遗留肢体障碍感到无能为力，目前的生活现状不是他想要的，所以对于康复锻炼，他觉得没有信心；了解到患者的想法后，我们给陈上达更换了病室，该病室的康复患者与陈上达有相同的病因，他们的肢体障碍程度也大致相同，我们希望通过康复室友的相处传递给陈上达树立康复锻炼的信心。与此同时，我们安排陈上达参观门诊康复室，向他介绍康复锻炼的分类，对于他感兴趣的作业治疗给予详细的介绍说明，诸如此类的康复锻炼内容都慢慢地融入了我们和陈上达的日常交谈内容中。

在入住病房的第三天下午，家属告诉我们：陈上达希望参加步态训练，和其他康复患者一起进行，获悉这个讯息后，我们都向陈上达竖起了大拇指！

在隔天的步态训练中，陈上达和大家一起进行了步态锻炼，只听见他口中细数着“一、二、三……”此时陪同在旁的家属眼睛湿润了。就这样，在大家共同的努力下，陈上达循序渐进地开始了康复锻炼。众所周知，康复锻炼前的热身运动是帮助肌肉进行“苏醒” 的方式，对于热身运动，陈上达总是马马虎虎地完成，针对这样的情况，病房的护理人员就康复的生理学知识向陈上达进行了形象生动的诠释，并将不适当的锻炼方式导致的后果告知了患者及家属。

就这样，陈上达的康复锻炼计划开启了：作业训练，生活器具的使用，平衡能力的锻炼……在锻炼的过程中，我们时常安排护理人员和患者家属进行访谈，倾听他们的故事，体会他们的感受，接纳他们的想法，对于科室这采取这样的护患沟通模式，家属告诉我们：他们感受到了接纳、尊重、关爱！

在繁忙的护理工作中，我们常常会困惑于导致患者治疗依从性差的缘由，也许倾听他们的故事，尊重他们的感受，体现的是护理工作人文关怀！

临床护士邱湘芸

在大学期间，有幸学习过杨老师开设的叙事护理课程，对叙事护理有了一定的了解。“叙事”与“护理”的融合，是一种创新突破。“叙事疗法”与临床护理工作两者的结合，是指护理人通过对患者的故事的倾听、吸收，帮助患者实现对于生活、疾病意义的重构，并发现护理要点，继而对患者实行优质护理。不过就在今天参加了叙事护理查房后，我对叙事护理有了重新的认识。看到责任护士与患者及家属交流的全过程，护士亲切自然地引导患者讲述自己的生命故事，那一刻护士不再单单是护理者，更多地是一位故事倾听者，让患者在讲述故事的同时打开自己的心结，从心理上主动配合治疗。这种工作模式让患者在治疗的同时，得到切实的心理照顾与关爱，填补了临床护理工作中的空白与空洞。在参加这次肿瘤患者查房的过程中，看到患者坚强而又脆弱，一开始的不在意到否认病情，再到内心无数挣扎，多希望不是，到后期坚持配合一次又一次的治疗，尽管过程有多么不容易，但还是重拾对生命的希望和对现代医学的信心。在家人的支持鼓励下，实现着对生命的承诺。

叙事护理，不是以改变患者为目的，而是强调对患者生命的理解与感动，敬畏生命、尊重生命。叙事理念中“尊重”“谦卑”的态度是其叙事精神。抱一颗陪伴的心，以叙事的精神去听、去“做”、去理解、去关怀。延伸到我们的今后的临床工作当中，我们应该掌握叙事的能力，学会运用叙事的理念去工作，带着叙事的技巧和叙事的精神，去倾听、去陪伴她们，做他们的聆听者、欣赏者、知心者，一起感悟生命，敬畏生命。

带教老师冯学英

通过开展叙事护理查房，使我们的责任护士转变了既往查房的模式，从既往的护理程序查房方式转变为倾听式的叙事护理查房，从中使临床一线护士提高了与患者沟通的技能，深刻体会到在护理工作中，我们提供的不仅仅是技术，还有关爱，尊重患者的护理内涵！

护士长张蕾

康复治疗是一个漫长的治疗过程，而且患者和家属在康复过程中的体验也是复杂的。取得良好的康复效果，需要患者本人克服生理、疾病的种种困难，也需要家属具备更多的耐心。往往在康复漫长的过程中，负性情绪的干扰会存在。每一种负性情绪都会有不同的原因。护士多倾听患者家属的倾诉，了解关心患者在康复过程中的期待、体验，能够及时帮助患者及时纠正不良情绪的干扰。在康复科开展叙事护理是十分合适的，护士在患者康复治疗后，多与患者家属沟通，有利于患者的及时表达，有利于护士及时掌握患者的变化，及时优化护理措施的落实。

研究生王光鹏

随着护理事业的发展，人们已逐步认识到，护理既是高科技、高技术含量的知识密集型行业，又是一项最具人性、最富人情的工作。护士则是融知识技术和人文素养为一体的高素质的专业工作者。目前很多医院都在推进整体护理，提倡“以人为本”。如果说整体护理是棵大树，那么人文精神则是其赖以生存的土壤，人文精神是整体护理内在发展的动力和灵魂。但现阶段的整体护理仅仅注重了形式上的完整，而忽视了内涵的建设。医学人文教育因长期被轻视所致的人文精神缺失和人文意识淡漠，更是导致医患关系紧张、甚至恶化的一大原因。叙事，意为对故事的描述，是人们将经验组织成具有现实意义事件的基本方式。叙事强调个人经历和感受，能对叙述者和倾听者都产生相应的意义。

叙事护理的概念可以界定为：由具备叙事能力的护士开展的，能够提供人道且有效的护理活动。在该护理过程中，护士理解患者表达的思想，体验患者的感受，回应患者的疾苦与困境，体察患者的需求，从而为其提供充满尊重、共情和生机的医疗照护。叙事医学的载体是“故事”，通过“讲故事”这个活动，把科技与人文有机地融入一体，让医护人员除了观察外表体征之外，还会体验患者内心疾苦，强化知一情一意，身一心一灵的整体互动；从而让患者表达思想、倾诉情感、宣泄情绪、反省自身，而医护人员则通过倾听故事理解患者，与其共情，并通过重新诠释故事，帮助患者建立慢病自我管理并提高慢病管理依从性，建构积极的生活态度，提高患者生活质量。

此次叙事护理查房，充分体现了医疗、人文与患者内心世界交融共鸣，在与患者的沟通交流中体验到患者内心疾病痛楚，通过护士正面积极的情感反馈，解除患者心灵的创伤，是身一心一意的互动，是临床护理工作的延伸和提高。在今后的工作中,需要且应该不断地实践与运用叙事护理能力,技巧,更好地为患者服务,更多地关注患者的心灵世界,更努力地帮助患者治愈疾患,释放自己。

五、老年痴呆患者及其家属的痛楚——我是谁　我们是谁

访谈人：胡军言、张权芳

老年痴呆至今仍然无药可治愈，成为医学上的痛楚。它起病隐匿，常常被人忽视，随着病情的发展，繁重的生活护理常成了家庭沉重的负担。今天要叙述的正是这样一位被疾病折磨了8年的老太太。

初见赵老太太，一张消瘦的脸上面无表情，双目无神地看着我们，我们和她打招呼，她也没有反应。我们示意要给她翻身、拍背，接着换药。老太太身体僵硬，我们3个人一起才翻动她，麻利地拍好背，换好药，整理好衣服与被子，她依然淡淡地看着我们，仿佛这一切与她无关，舒不舒服，好不好都已全然不知。

站在病床前照顾老太太的正是她的儿子，八年如一日，无微不至地照顾着她的母亲。据他所说赵老太太退休在家后，每天买菜做饭，种种花草，经常还为老伴织毛衣，生活悠闲而平静。9年前因父亲突发脑出血匆忙离世，她拒绝孩子们的好意，执意选择独居。虽然孩子们每周回来看她，陪她吃饭，但寂寞还是无尽地长。渐渐地他们发现老太太忘性大了，常常拿着钥匙找钥匙，还经常搞些丢钱找钱的事，不知所以然，求医后才得知，老太太得了阿尔茨海默病，俗称“老年痴呆”。

生病后的老太太在儿子强烈要求下和儿子一家一起住，她完全没有意识到自己忘性大是因为生病，而一味地把它归结于年纪大，忘事属于正常。直到有一天，她出门散步迷了路，记不起家里的地址，记不起儿子的电话号码，百感交集，坐在地

上像一个犯了错的孩子，委屈得泪流满面，被好心人送到附近派出所，在警察的帮助下，才安全回了家。至此，家人把她反锁在家里，以免再有类似走失事件发生，对不起在天的老父亲。

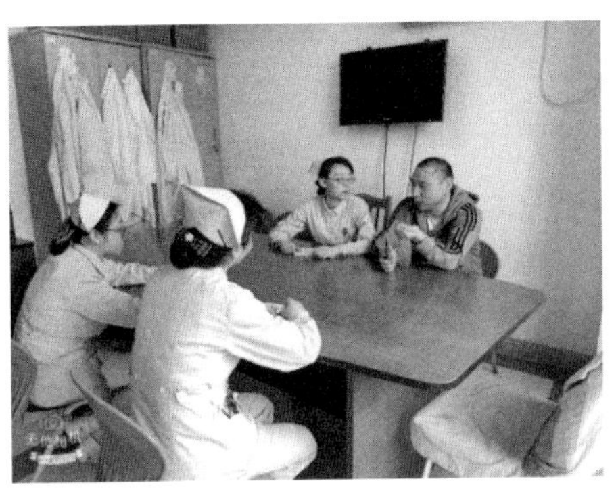

儿子怕她在家无聊，让她帮忙做家务，刚开始，老太太很乐意，也能自己基本完成。渐渐地她只会擦同一块地板，连她最自以为骄傲的毛衣也不能成型了。慢慢地什么事也不想做了，就想发呆。眼看着曾经做事麻利、心灵手巧的母亲，被疾病一点一点吞噬着她的记忆，侵蚀着她的身体，四十几岁的硬汉在背地里不知流了多少眼泪，中间的酸甜苦辣只有经历过的人才能体会。有时半夜起来看到老太太把厨房当成卫生间，大小便全在那里，臭气熏天，让他不知所措；有时莫名地冲他发脾气，说儿子要谋害他，不肯进食；有时半夜不睡觉，走到儿子跟前，眼睁睁地看着他，也让他着实吓了一跳；有时，老太太会看着他叫“哥”，有时又叫他“儿子”，慢慢地开始不认识人了，什么也不会做了……为了更好地照顾母亲，儿子辞去工作，刷牙、洗脸、洗澡、喂饭、换尿布……样样都是他来照顾，就像小时候母亲照顾他们姐弟几个一样细心。

生病往往不是一个人的事，而是整个家庭甚至是整个家族的事。照顾是个漫长的过程，没有好的耐心是不可能走到今天的。有时两个女儿会过来搭把手，但是绝大多数的重任都压在儿子身上。他说照顾母亲，完全没有自己的生活，甚至离了婚。有时也怨恨母亲拖累自己，有时也想母亲就这样痛快地死去，不要熬痛苦，但那只是一刹那飞闪的念头，毕竟那是养育自己最亲爱的母亲，他怎能舍得。

如今老太太卧病在床，完全不能自理，此次得肺炎，也和长期卧床没有得到专业护理有关。我们指导他如何给老太太翻身、拍背、做肢体被动运动；如何在床上擦身、喂食，防止误吸；如何测量体温、血压，做些简单的监测等，他表示很感谢，他期待母亲能好起来，当他叫他妈妈时，她能看着他，对他微笑……

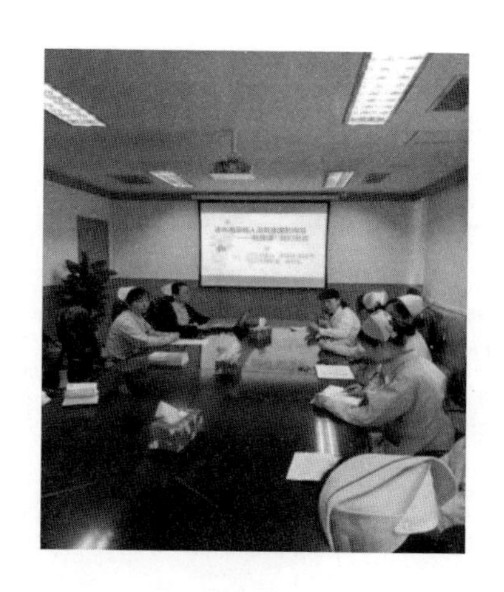

我不想打破他美好的念想，就让他沉浸在那一刻……

一个人从出生起，家庭是他的第一所学校，母亲是他的第一位老师，我想每个人对母亲都有着非常深厚的感情，所以无论怎样，都会去善待她，爱护她，哪怕她不认识他，也会拼命去保护她。生命是如此脆弱，总有去的那一天，如果在她的有生之年有你无微不至的照顾，如果能让你爱的人在生命的最后时刻过得满足而安详，能真正的死如秋叶般静美，那么，这样的生命也是灿烂的。

经过2周的治疗与护理，老太太今天出院了，我们帮她换上干净的衣裤，梳理好满头花白的头发，消瘦的脸上竟然泛起些许笑容，坐着轮椅一路送到楼下。看着在家人陪伴下一路远去的身影消失在和煦的阳光中，顿时心中一股暖流。你养我小，我养你老，如是而已，知与不知已不再重要，重要的是，爱我的你一直默默在身边，直到永远。

临床护士朱珠

在大学期间上叙事护理课时，通过杨青敏老师给我们讲述的一个个生动感人的叙事护理相关的小故事，让我们在眼泪与欢笑中得到了许多收获与启示。

我认为叙事护理就是需要护士倾听患者讲述自己的生活与疾病，聆听其内心的声音，让患者得到更多的理解，在讲述故事的同时向医护人员敞开心扉，放飞心灵，从而在心理上积极主动地接受治疗；在叙事的过程中，患者不仅生理上得到有效治疗，心理上也得到更多照顾与关爱。此外，通过叙事护理在临床中的不断实践与应用，护士在工作中给予患者更多的人文关怀，其自身能力也不断得到提高。

经历了今天的叙事护理查房，我对叙事护理有了进一步的认识。叙事护理实施中，我们可以通过与患者及家属的倾听交流，获得十分有价值的护理要点。消除患者及家属的焦虑情绪，获得患者与家属的理解与配合，从而有针对性地对患者进行护理干预。对患者及家属的双向访谈，我发现叙事护理不仅仅是针对病患这一个群体的心灵治愈，还有对家属的安慰。以及对护士自身也能从中得到许多启发与感悟。

在今后的护理工作中，我会积极主动运用叙事护理的方法，与患者进行心与心的交流，做患者的树洞，倾听患者的诉说，让患者在住院期间有归属感与安全感，提高患者的满意度。

今天参加了 24 病区老年痴呆叙事护理查房，我认为患者目前最需要的是护士及家属的理解与陪伴。由于老年痴呆的发病因素涉及方面较广，绝不能单单依靠药物治疗，我们应该加强对家属进行疾病知识的健康教育，给予患者更多耐心地倾听与陪伴。通过叙事护理与家属的悉心照顾，对患者行为矫正、记忆恢复有着非常重要的作用。使患者以积极的心态面对自己的病情，配合治疗，以延缓病情的发展。

疾病是漆黑无光的无尽长夜，我们虽然没有办法把黑夜变成白昼。但我们可以通过叙事护理，做陪伴患者在漫漫长夜中孤独前行的那一盏灯，为患者照亮脚下的路，为患者带去温暖。

研究生龚晨

阿尔茨海默病老年人一个很重要的症状就是记忆减退，认知障碍。很多年前有一个公益广告，儿子带着年迈的父亲去饭店吃饭，在饭桌上，父亲在众人的目光中将饺子装进口袋，儿子觉得很难为情，问父亲要干什么，父亲却说，儿子最喜欢吃饺子，要拿回去给儿子吃。父母可以什么都不记得，却记得孩子的喜好，父母的回

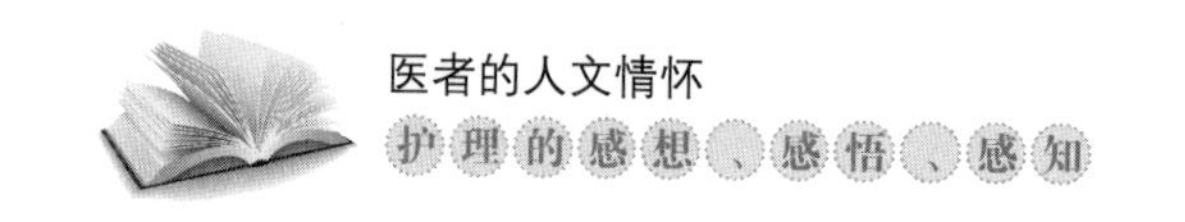

忆里我们都是那个很小很小的孩子，关于我们，父母保存了很多美好的回忆，这些回忆很纯净，很美好。即使得了阿尔茨海默病，但老人心里永远忘却不了的就是孩子。孩子是父母今生唯一的不舍与牵挂，父母是孩子和死神之间的一堵墙。

中国人讲究养儿防老，但以家庭为主的养老模式在一定程度上掩盖了国内阿尔茨海默病的严重性，老年人无法在第一时间得到有效的诊治造成不可逆的失智失能。老吾老以及人之老，做老年护理是需要爱心的，做阿尔茨海默病患者的护理尤其需要爱心和同理心。因为我的毕业课题也是和老年人认知障碍相关的，在给老年人做认知评估的时候，有些家属非常关心老年人的认知状况，精心照顾，老年人虽然认知障碍严重，但心情愉悦，生活质量不错。另有部分老年人独自来做认知，认知障碍的同时伴有严重的抑郁症状。研究结果也显示，认知障碍和老年抑郁之间是互为因果关系的。家属和医护人员的关怀照顾对提升老年人生活质量非常重要。

老年科带教老师

叙事护理是指护理人员通过对患者的故事倾听、吸收，帮助患者实现生活、疾病故事意义重构并发现护理要点，继而对患者实施护理干预的护理实践。它能够使患者充分地表达自己的感情，述说内心的痛苦和需求，建立积极的心理防御，有助于疾病的恢复。

这种叙事护理的形式能提升我们和患者及家属的沟通能力和人文素养。当患者和家属面对生命态度、生命要求和生命抉择的纠结时刻，我们使用叙事护理走进他们的内心世界，给予患者及家属及时、到位、专业、规范、安全、舒适的护理服务，充分发扬人本位为中心的护理理念，注重了人文关怀。

老年科护士长

老年、康复、叙事护理三校一院创新实践基地的建立，无疑给护理事业做了一件大实事、大好事。以前很多学生进入临床后，表现为不会和患者沟通，她不太会身临其境、感同身受地理解患者与家属的做法，也很难理解老师为什么要这么说，为什么要这么做。基地建立后，通过这种叙事护理素材，为学生开展人文关怀教学提供了内容丰富、主题鲜明、专业特色明显的叙事护理教材。

今天我们科准备的是老年痴呆的病例。从病例中我们也看到，老年痴呆患者的生活没有质量，家属也非常痛苦。

我国第六次人口普查显示，社会将于 2050 年进入稳定的重度老龄化阶段，老龄化所带来的公共卫生问题将愈发严峻。2015 年我国老年痴呆的人数已经达到世界第一,给社会和家庭带来了沉重的负担。因此,照料问题已成为痴呆诊疗中不可或缺的一部分。适宜的照料管理模式可以延缓痴呆患者病情进展、改善生活质量,从而延长生命并减轻照料者压力。

特别是后期,要给予足够的陪伴和关怀,无微不至的照顾,还要承受很大的心理压力,我觉得她的家属做得还是比较好的,能较及时地发现问题,及时处理,为了母亲不顾一切,放弃自己的很多时间与生活,同时当他不能独立处理问题时,也会及时寻求社会和家人的帮助,取得支持,这是很好的。但是如果他能再积极一点,事先做好功课,及时去了解这个疾病的进展,不要等事情发生了再去解决,就能有备无患,可能会更顺利些。这位患者应该来说在生理上、社会上、环境上他儿子都给予了很大的帮助。护理上,目前我们会在患者的生活护理上给予更专业的指导,同时站在患者家属的立场,主动去关心他们,理解他们。找个合适的时间,我想对他说,你母亲的病目前医学上无法逆转,还不能治愈,要他正确对待疾病的发展。过几天,我想给他点资料,让他正确面对生老病死,不要老是自责,他已经做得很好了。将疾病的过程与进展讲得更明白些,让患者家属更容易理解些,能更好地陪患者走完人生的最后旅程。

通过叙事护理查房,希望能让护生更清楚地了解到疾病发展的过程,每个阶段患者或家属的心理,从而有的放矢,身临其境地感同身受,能站在患者、站在家属的角度,多层次地考虑问题,能为实施人文关怀提供帮助,为和谐护患关系做出贡献。

六、倾听肿瘤患者的心路历程

访谈人：莫晓晨、陶雷娟

2018 年，国家癌症中心发布了最新的全国癌症统计数据，报告显示：2014 年全国恶性肿瘤估计新发病例数 380.4 万例，平均每天超过 1 万人被确诊为癌症，每分钟有 7 个人被确诊为癌症。癌症已成为我国居民的主要死亡原因之一。癌症起病隐匿，不易察觉，大多数发现时已是晚期，错过了良好的治疗时机。加之癌症治疗周期较长，在经济上，给家庭及社会带来了较重的负担。这个案例叙述的是一位年轻的鼻咽癌患者。

刚走进病房，就听见 5447 床患者爽朗的笑声，只见床上坐着一位三十几岁的妇女，个子不高，体形匀称，虽算不上有多漂亮，但一眼看上去还是让人感觉比较舒服，较为显眼的是，患者脖颈周围因为放射治疗而导致的放射性皮炎，皮肤呈现出红红的一片。患者的老公正拉着她的手，微笑着看着她，两人不知道在说着什么开心的事。我们说明来意后患者及家属都表示非常愿意和我们聊一聊。我们和患者说，那就聊聊她的患病历程吧。

这时，她收起了笑容，开始娓娓道来：我是去年下半年的时候，觉得自己总是耳鸣，然后上班不能专心了，周围人都说让我去看看，我就去县城的医院看了，当时医生说我是中耳炎，然后吃了 3 个疗程的药，没有什么效果。后面鼻子总是干，还总是会有血丝，所以又去看，医生建议我做一个鼻腔镜，还取了活检，然后就等报告。

后来接到医院的电话，说还要做检查，这样结果能更准确一点，当时我就想，花钱买个放心嘛，然后就又交钱等检查的结果。一周后，结果显示我是鼻咽癌。我当时只知道是癌，但并不知道这个病的严重性。所以也没有感到害怕什么的，因为当时我又能吃又能喝的，又没有哪里疼哪里痒的，于是就带着小儿子去看我们县城很有名的老中医。结果医生说，你心还真大，都得这个病了，还不快去大医院看看，我才意识到这个病的严重性，想着我是不是快要死了，我要是死了我的两个儿子怎么办？我的父母怎么办？这时患者的情绪显得有点激动，眼圈发红了。我为自己再次让她回忆起痛苦的经历有些内疚。她深吸了一口气，接着说，当天我回到家里，一直在想我怎么这么倒霉，竟然得了癌，我就有点不相信，想着医生会不会搞错了，后来我又想想现在科技这么发达，应该没什么事，肯定是能治的，当时我心态还是很好的，没有什么心理负担，毕竟是80后嘛，心理承受能力还是可以的。后来我就到我们县医院办理了住院手续，开始接受治疗。

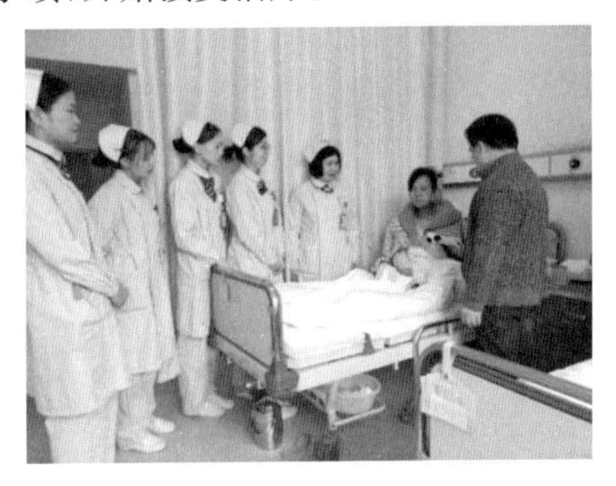

这时我发觉患者在说话的时候时有停顿，应该是她的口腔黏膜反应导致的疼痛。我示意她休息一会儿。我说，你能这么快就接受自己得病的事实，真的是心态非常好，调整得很快，我相信你在后续的治疗中应该也能克服各种难关。

患者的老公这时开口了，他说，刚开始得知她得这个病的时候简直是晴天霹雳，她平时挺健康的一个人，怎么就一下子得了癌症，家里面还有两个孩子，一个18岁，一个8岁，当时我唯一的想法就是带她看病。大儿子也是非常懂事，他对我说："爸爸，你带妈妈好好去看病，我会照顾好自己的，也会帮忙照顾弟弟的。"就像她前面说的，我们就县医院住院治疗了，当时主任说让我老婆开始化疗，我和她当时就懵了，她就接受不了，有的时候就哭，郁郁寡欢的。我就想，我不能倒下，否则我倒下了，我老婆怎么办，所以我总是开导她说，没什么的，现在医疗水平这么高，肯定能治好的，即便有什么，你身边还有我在呢。（家属在说这些话的时候，患者头转向一侧偷偷地拭眼泪）她在县医院化疗了一个疗程，在陪她住院期间我就在想，

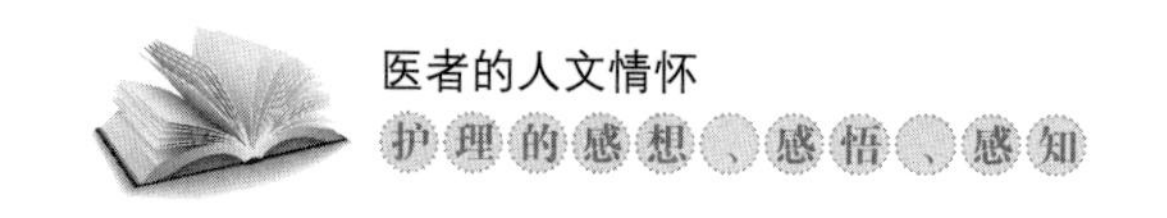

我要带她去上海看看，那里毕竟是大城市，而且医疗手段都是很好的，更何况又有放疗的医院，因为县医院的医生建议我们放疗。家里面的老人也是非常支持我，老父亲帮忙带着小儿子，所以我们可以很放心地来上海看病，这里既有床位挂水，又可以放疗，为我们提供了很大的方便，我看见她有点开心了，我就很开心的。并且这边的医生护士都非常的好，薛主任非常的关心我们，和我讲解治疗的方案和预后，让我们心里有了一定的眉目和方向；我爱人治疗期间非常的痛苦，口腔黏膜反应很严重，这里护士经常来指导我们做头颈部康复操，缓解我爱人的痛楚，我也非常感动。

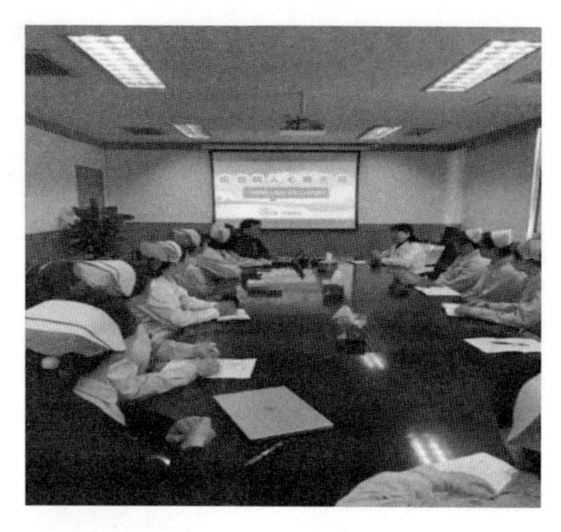

后来的几天，我们又去看望过患者几次，最后一次发现她的情绪非常低落，坐在床上默默发呆，我问她哪里不舒服吗？她说嘴巴及喉咙特别特别疼，连喝一点点水都疼得要命，都咽不下去，这种感觉太难受了，有时候想想都不想活了，活着太遭罪了。这时候我们的责任护士及护士长也在旁边不停地安慰她，告诉她这都是正常的反应，熬过去就好了，现在还剩最后两次照光，坚持就是胜利。我们会帮她配点漱口水，缓解一下进食时的疼痛，不然营养跟不上也会影响治疗的。想想懂事的儿子，一直默默陪伴的老公，还有其他家人，为了他们也要坚强起来呀！这时患者使劲地点点头，轻声说，我也是这么想的，所以还一直坚持着，谢谢你们！她的老公一直站在床边，轻轻搂着她的肩膀，满眼的心疼。

我在想，她得了癌症固然是不幸的，但她又是万幸的。有懂事的孩子，疼爱她的老公及家人。“夫妻本是同林鸟，大难临头各自飞”，但是在这对夫妻身上，我们能强烈地感受到相濡以沫，润物细无声的爱。也祝福这对懂爱、知恩的夫妻一生平安！

责任护士李盛智

叙事护理都是由一些简单的小故事透露出的一些大问题。都是由一个个鲜明具体的事件,案例来表现出人与人之间的相互关怀。有因肥胖而辍学的虎子,因父亲住院而不断挑剔医务人员的女儿,因母亲春节手术不愿回国探望而被大家诟病的大女儿。如果没有叙事精神,那我看到的只有一条悲惨的主线故事。虎子荒废学业枉费母亲的一番教育苦心,女家属如此尖锐多疑,大女儿弃病母不顾有违孝道……正如我学习了叙事治疗,每一个问题的背后都是有故事的,每一个故事都是有可能被改写的,只要我们带着谦卑、好奇、尊重的叙事态度去发现故事中的例外事件,通过外化、解构、改写、撼动自我认同来完成生命的重塑,那故事的结局便会是另外一番风景。

护理工作是重复、枯燥乏味的,重复的工作使我们变得焦躁、缺乏耐心。我们不仅呵护着病患的躯体健康,更要与他们的心理、精神、心灵打交道。在临床中每天都会面临不同层次的患者以及他们的家属,无论与我们或者病人的主线故事都是悲惨的,叙事的学习让我知道问题的背后还有故事需要去解构,护士要更加注重患者的情节、感受、体验,交换立场,用心发现他们故事的例外事件,再形成支线故事,形成新的自我认识,那我们的工作就会变得更加有深度,使我们更加有成就感。我们身处节奏变化快的生活环境中,不仅需要强壮的身体,更需求心灵上的幸福,这需要我们不断发掘对生活的渴望与好奇,对生命的尊重与敬畏,找到与大环境自然相处的方式,探索自我认同与社会文化关系。

从患者的角度来讲生理上的是疼痛,并不是所有的疼痛都是无法忍受的,需要的更多的是护士的关怀与交流。再有就是患者的焦虑、对疾病认识的不到位,与对未知的恐惧感。这些都需要护士去沟通,去告诉患者。患者内心寂寞、无助,需要与他人交流,而不是每天都对着病房的白墙壁发呆。

肿瘤科带教老师莫晓晨:目前这个患者存在主要的护理要点,一个是头颈部放射性皮肤反应引起的疼痛,另一个是放疗后口腔黏膜炎引起的进食困难,这对一个患者来说是苦不堪言的,站在我们责任护士的角度来看,不仅要安抚患者的心理,还需要运用专业知识正确指导和协助患者及家属护理其放疗后引起的疼痛、皮肤反应,尽可能地减轻患者的病痛。

肿瘤科护士长陶雷娟

我们通过聆听患者及家属的叙述,从目前的环境、经济、家庭还有住院期间存

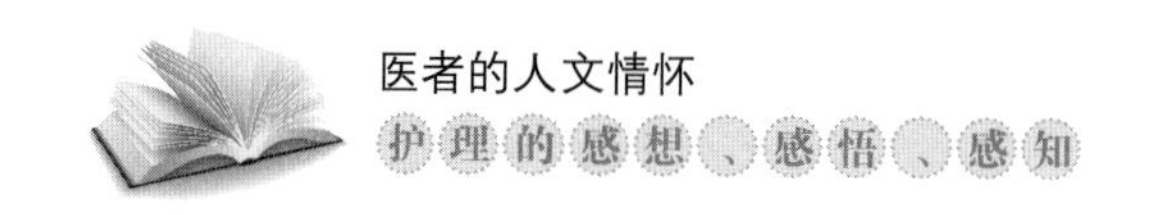

在的问题,更详细地了解到患者的需求,方便我们对患者做好更全面的护理。根据我们科室患者的特殊性,无论是化疗还是放疗,对患者的身心都带来了极大的痛苦,我们做一个倾听者,从患者阐述的点点滴滴,抓住细节,比如这个患者,目前因放疗并发症带来的痛楚,失去了战胜疾病的信心和勇气;在和她的对话中,得知两个孩子是她的希望,我们可以让孩子来鼓励患者,激励患者,使她燃起信心,对生活充满希望,度过这个困难期,这就是我们进行叙事护理查房所要达到的目的。

护理部教学负责人沈宇宏

为深入贯彻全国医学教育改革,加强医教协同,落实产教融合,我院于2018年12月与上海东海职业技术学院、上海立达学院、上海中侨职业技术学院三所职业院校共同成立上海市老年健康"一院三校产教融合创新基地",联合开展校企合作,制定护生定向培养计划,聚焦"老年护理""叙事护理""康复护理"三大方面已有的基础及后续的建设目标和内容。此次叙述护理查房就是依托"一院三校产教融合创新基地",加强基地中叙事护理专项建设,挑选在学校中参与系统学习叙述护理理论学习的学员,通过临床一年的实践学习,投入到此次叙述护理查房中,参与探讨交流,病例分析等。在系统学习叙事护理理论基础上,与临床实践相结合,学会倾听患者心声,从中发现护理要点,继而对患者实施护理干预的护理实践。是一种融合探索人才培养创新模式、深度开展教育教学、改革创新研究,最大限度发挥双方资源效益,促进人才培养质量与临床护理质量协同发展。

在查房中我们也深刻感受到叙事护理的方法看似简单,但效果却不一般,叙事疗法无章可循,没有一个固定的形式,每一名护士所创造的叙事护理的方式都是不同的,每一个案例都有它的特殊性,可以说对每一位患者,每一名护士手上都会有自己独特的叙事护理理念与方法。相同的是护士只需要带着叙事的精神,带着叙事的这种问话,有时候仅仅是一句话就可以改变患者,或者是改变患者做出一个治疗的重要决定。所以说沟通技巧是重要的,但是更重要的是带着叙事护理精神,去陪伴与关爱患者和家属,让他们打开心扉,说出自己心中的故事,自然而然地构建出属于自己所期待的人生内容。而护士则达到改善患者健康结局,拓宽临床优质护理内涵,提升患者满意度的效果。

"叙事"与"护理"的融合,是创新突破。"叙事疗法"与临床护理教学工作两者结合,与以往常说的叙事医学不同,也与某些文献所提单纯听故事、讲故事不同,是首次有关"叙事护理"大范围的实践与普及。在我们的护理教材中,都会顺便提到心理护理,学会感同身受等等,然而却没有真正教护士怎样做、如何做。叙事护理让护士听患者讲述自己的生命故事，让患者在叙述事件的同时自己打开心结，从而在心理上主动配合治疗。这种护理模式让患者在肢体得到治疗的同时，得到切实的心理照顾与关爱，这种护理教育模式能更好地帮助学生用叙事治疗的理念和精神滋养自己，填补了临床护理教学中心理护理内容的空白与空洞。

在护理临床教学中首次引入叙事护理查房更有效结合临床与实践，并通过追溯回访之前参加系统叙述护理学习并在临床工作一年的规培护士，推进教学模式的开展，更好地全面推动护理临床思维模式的培养，提升护理沟通能力和临床应用能力提供新思路、新方法。丰富了护理人际沟通的授课内容的同时提高授课效率。简化护理人际沟通的授课内容同时促进教师自身的发展和提升，对提高护理人文修养具有深远的意义。